AF869393

Dr Dieter Seefeldt/Dr Frank Jopke

Maladies inflammatoires chroniques de l'intestin

Comment les détecter, les traiter et mieux vivre avec elles

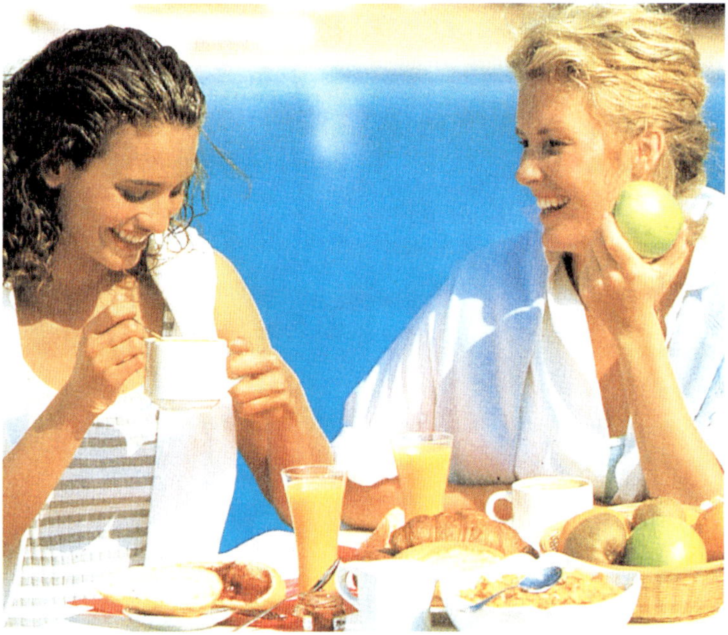

FRANCE LOISIRS
123, boulevard de Grenelle, Paris

Sommaire

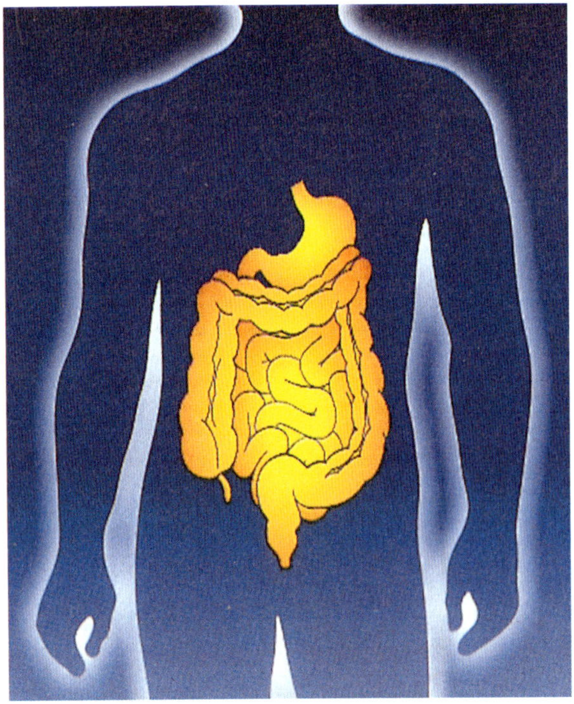

Le système digestif

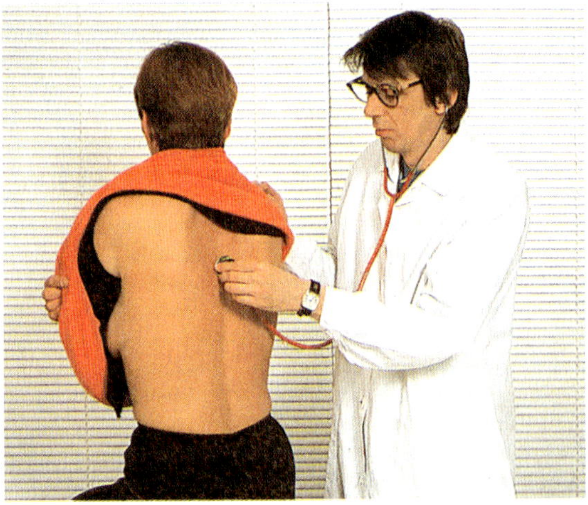

Le patient doit se sentir en confiance

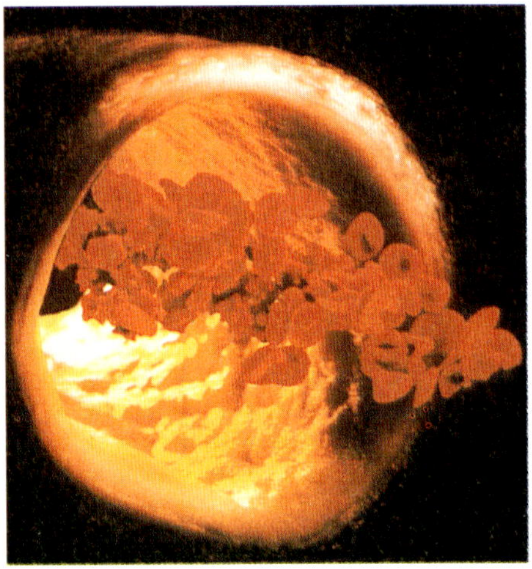

L'anémie est un symptôme de MICI

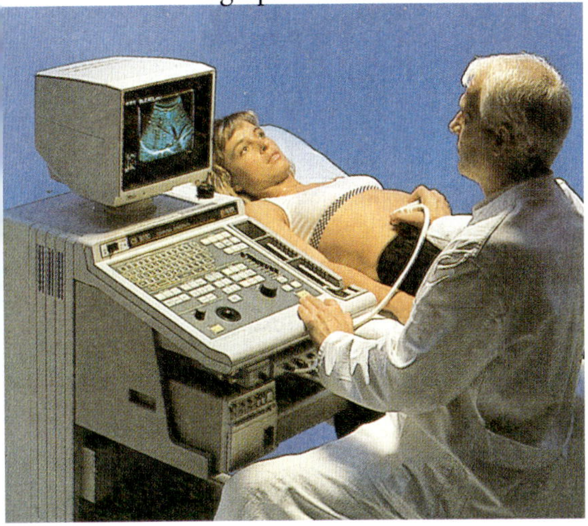

Échographie

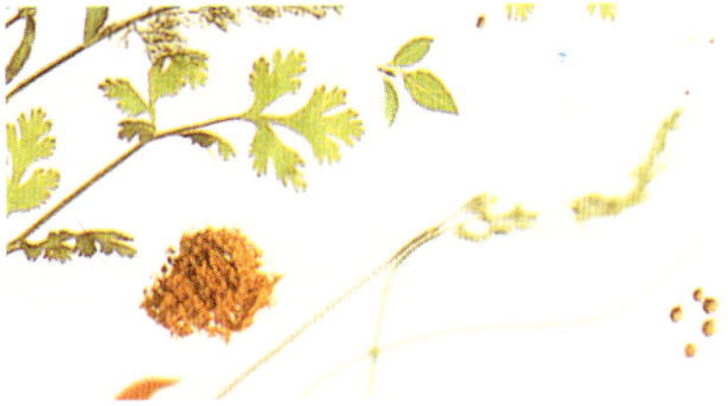

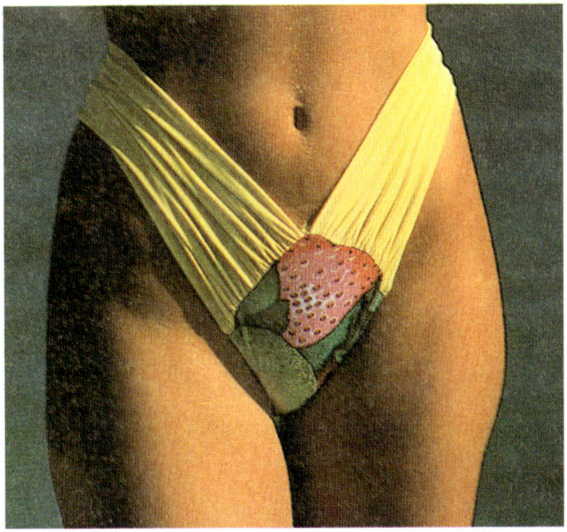

Retrouver un ventre plat

Intestin inflammatoire : maladie chronique ?

Les bien-portants n'ont aucune idée des tourments que cela représente : les troubles peuvent survenir au concert ou au théâtre, dans le métro ou pendant un entretien d'embauche. « Où sont les toilettes ? »

« Passer son temps à baisser et remonter son pantalon. Et pour quel résultat ? Uniquement des glaires et du sang ». Voici comment un célèbre médecin résumait le typhus, cette grave infection intestinale. Dans les maladies inflammatoires chroniques de l'intestin comme dans les autres maladies chroniques, les bien-portants n'ont aucune idée des souffrances, soucis, détresses et douleurs des personnes atteintes. Les membres de la famille devinent souvent rapidement ce qui irrite soudain l'autre, ce qui le presse, le tourmente et lui fait perdre ses moyens : tiraillements et crampes abdominales, sensations de picotements et de brûlures au niveau de l'anus, irrité par des selles trop fréquentes et inflammatoire à force d'être essuyé !

Panique quotidienne : quand cela va-t-il recommencer ?

Les principales maladies inflammatoires chroniques de l'intestin (MICI) sont la rectocolite hémorragique et la maladie de Crohn. Ce sont, avant tout, les crises douloureuses et les poussées inflammatoires de la maladie, ainsi que l'incertitude entre les poussées, les douleurs sous forme de crampes et même parfois de brûlures, l'envie fréquente d'aller à la selle (ténesme) ou les selles nombreuses qui font de la vie un enfer. Et la peur est toujours là : quand cela va-t-il recommencer ? Jusqu'où vais-je pouvoir arriver ? Est-ce que je peux prendre le métro ou le bus aujourd'hui et aller au concert ? Beaucoup n'osent plus entreprendre quoi que ce soit. Et certains ne vont au concert que lorsqu'ils ont pu avoir une place latérale. Les situations de candidature (pour un emploi, par exemple) deviennent une véritable torture.

En outre, ces maladies sont aussi à l'origine d'un sentiment de faiblesse générale, également très désagréable. En effet, on perd parfois beaucoup de protéines et de sang, mais aussi du fer, qui est une substance vitale. Le risque de la rectocolite est la dégénérescence cancéreuse, tandis que les abcès et les fistules caractérisent l'évolution de la maladie de Crohn. La plupart des cas de rectocolite hémorragique nécessitent une intervention chirurgicale, qui consiste à retirer la portion de l'intestin inflammatoire. Parfois même, il est nécessaire de recourir à l'anus artificiel. Ces interventions, si elles représentent parfois une infirmité, permettent d'améliorer le confort de vie, en réduisant le nombre de selles par jour. Enfin, les maladies inflammatoires chroniques de l'intestin peuvent s'accompagner d'atteintes d'autres organes, en particulier les articulations. L'ostéoporose est très fréquente dans ces maladies. Elle est souvent liée à la prescription de cortisone (corticothérapie) pendant plusieurs années, qui constitue un des traitements de ces maladies.

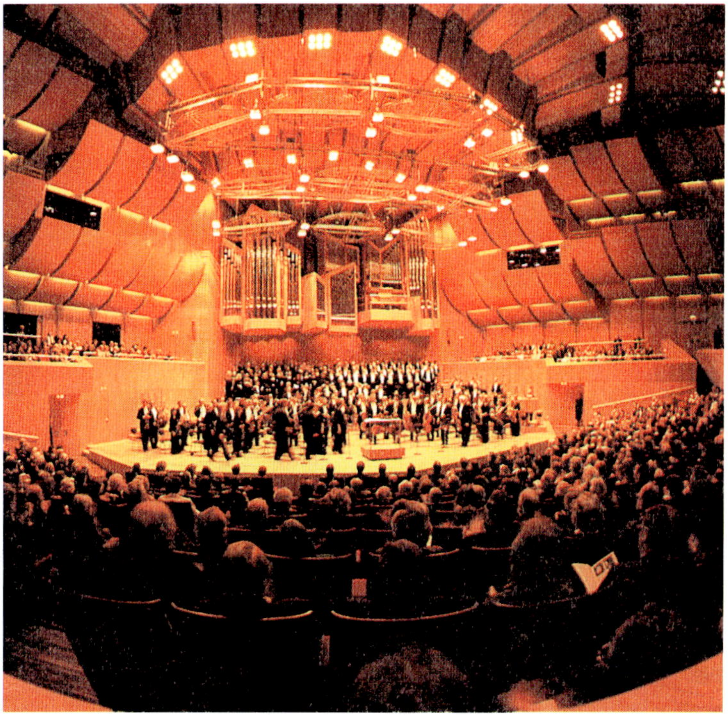

Avec une inflammation intestinale, aller à l'opéra, au théâtre ou au concert peut devenir infernal. Le plaisir artistique est complètement occulté par la question : comment arriver le plus vite possible aux toilettes ? Certaines personnes développent des mécanismes de sécurité et ne prennent plus que des places latérales.

Pour briser le cercle infernal

Existe-t-il une issue au cercle infernal de la maladie inflammatoire chronique de l'intestin ? Quels sont les aides et les médicaments disponibles ? L'évolution de la maladie inflammatoire chronique de l'intestin dépend beaucoup de la prise de conscience et de la personnalité du malade. Une relation de confiance doit être établie avec les médecins et les personnes soignantes, la famille, les amis, les collègues de travail et les compagnons d'infortune. Une attitude positive envers la vie et le contact avec d'autres hommes et femmes permettent de mieux vivre avec sa maladie.

Une attitude positive envers la vie ne fait certes pas disparaître les maladies intestinales mais elle aide à accepter la maladie. La stabilité des relations sociales constitue également un élément essentiel.

Chacun de nous a déjà souffert de maux d'estomac ou de ventre : douleurs, diarrhées, constipation, ou même présence de sang dans les selles ont éveillé notre inquiétude et nous ont amenés à consulter un médecin. Les maladies du système digestif qui se manifestent ainsi sont le plus souvent bénignes mais ces symptômes sont parfois malheureusement évocateurs de maladies plus graves.

Le typhus et la dysenterie sont certes vaincus...

Les infections intestinales comme le typhus et la dysenterie ont représenté pendant des siècles un fléau pour l'humanité. Depuis l'utilisation des antibiotiques, ces maladies ont eu tendance à disparaître dans les pays industrialisés, même si des épisodes de salmonelloses spectaculaires, parfois mortelles, défrayent la chronique et si de nouvelles épidémies de choléra sont régulièrement signalées dans le monde.

Les médicaments modernes permettent de traiter maintenant relativement facilement les ulcères si répandus de l'estomac et du duodénum. Il est même possible de guérir ces ulcères lorsque l'on arrive à éliminer certaines bactéries les favorisant.

... mais il existe encore de nombreux mystères non résolus en médecine

Malgré les grands progrès réalisés, il existe encore de nombreux problèmes non résolus et nouveaux en gastro-entérologie, la médecine du tube digestif. Parmi eux, on peut citer les tumeurs, si redoutées : environ un cancer sur cinq se développe au niveau de l'œsophage, de l'estomac ou de l'intestin. Les troubles fonctionnels gastro-intestinaux, généralement inoffensifs mais incommodants, ainsi que les maladies inflammatoires chroniques de l'intestin, qui peuvent durer toute la vie, font également encore partie des mystères de la médecine.

Le typhus et la dysenterie sont certes largement vaincus dans nos pays mais les maladies inflammatoires chroniques de l'intestin restent encore un défi pour la médecine.

Avis à la population

Nous mettons la population instamment en garde contre la consommation d'aliments crus et notamment d'eau de l'Elbe ou du robinet et de lait non bouillis.

Hambourg, le 1er septembre 1892

La commission du choléra du Sénat

Cette affiche du Sénat de Hambourg rappelle l'épidémie de choléra de 1892.
Les infections intestinales comme le typhus et la dysenterie réapparaissent depuis peu en de nombreux endroits du globe.

Le parcours des aliments

La nourriture est fragmentée et réduite pour devenir « utilisable » (assimilable) par nos cellules. Les enzymes et l'acide gastrique exécutent à cet effet un travail important de « découpage » des molécules.

Nous mangeons pour survivre. Notre organisme doit digérer les divers mets qui nous rassasient, que nous aimons et qui nous maintiennent en bonne santé. Pour ce faire, les substances nutritives contenues dans les aliments sont dissociées dans le tube digestif, décomposées en éléments nutritionnels fondamentaux et dissoutes dans l'eau. Elles peuvent alors passer dans le sang et être mises à la disposition de notre métabolisme. Les substances nutritives organiques sont les glucides, les protides (protéines) et les lipides dont les éléments fondamentaux sont, respectivement, les sucres, les acides aminés et les acides gras. Les vitamines, les sels, les oligo-éléments et l'eau sont également des nutriments importants.

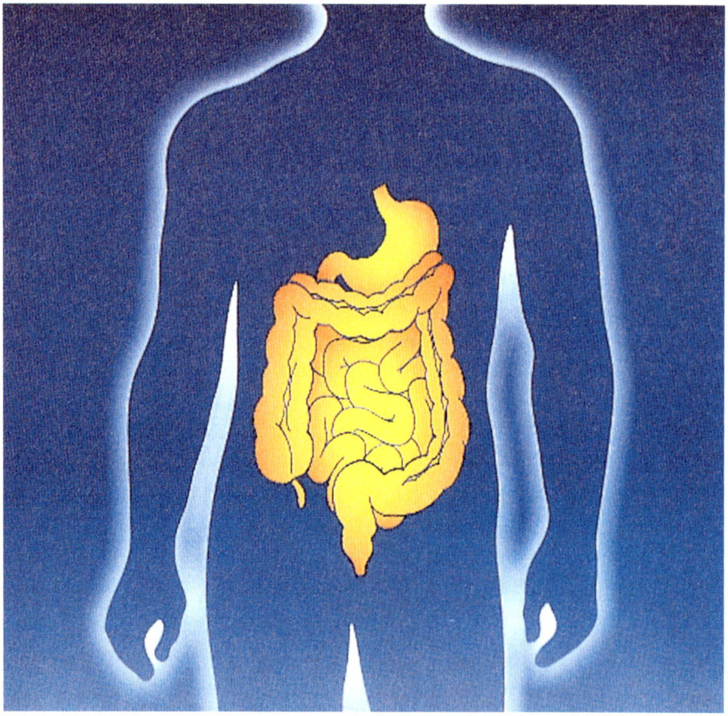

Les aliments cheminent de la bouche à l'estomac et l'intestin, en passant par l'œsophage. L'image ci-contre met bien en évidence l'estomac (en haut), l'intestin grêle (au milieu) et le gros intestin (qui forme un cadre entourant l'intestin grêle), avec le caecum et l'appendice (en bas à gauche).

La bouche

La digestion commence dans la bouche. Par la mastication, nous réduisons tout d'abord les aliments en bouillie, que la salive, mêlée à la nourriture, permet de faire glisser et d'avaler. La salive contient également des substances chimiques qui entament le processus de « découpage » des glucides. Au niveau de la bouche, ces enzymes sont appelées amylases.

L'œsophage et l'estomac

L'œsophage transporte dans l'estomac la bouillie d'aliments que nous déglutissons. L'estomac est un organe creux en forme de sac, d'environ 1,5 litre de capacité. Il est divisé en différentes zones : le cardia (entrée de l'estomac), le fundus (corps de l'estomac), l'antre et le pylore. La muqueuse gastrique comporte plusieurs types de cellules : les cellules pariétales sécrètent de l'acide chlorhydrique, intervenant dans la dégradation des protéines, et les cellules principales produisent des enzymes (pepsines). Le pylore autorise ensuite, à intervalles de temps précis, des portions de bouillie à poursuivre leur « transit » dans le système digestif.

L'assimilation des aliments comprend deux étapes principales : la digestion (fractionnement des nutriments grâce à l'acide chlorhydrique de l'estomac et aux enzymes des sucs digestifs), puis l'absorption (passage des nutriments digérés de l'intestin vers les vaisseaux). La bouche, l'estomac, le pancréas et le foie sont les « stations » les plus importantes de la digestion.

Le duodénum

Le duodénum constitue la portion initiale courte de l'intestin grêle (étymologiquement, duodénum = 12 travers de doigts), l'intestin grêle mesurant lui-même 2 à 3 mètres de long chez l'homme. Le duodénum reçoit d'une part le canal biliaire amenant du foie et de la vésicule biliaire la bile, qui dissout les graisses, et d'autre part les canaux du pancréas. Ce dernier sécrète, lui aussi, de nombreuses enzymes, qui servent à la décomposition des glucides, mais également des protéines et des lipides (amylases, protéases et lipases).

L'intestin grêle

L'intestin grêle est spécialisé dans l'absorption des petites molécules, mais le travail de « digestion chimique » se poursuit, en particulier dans le jéjunum, portion initiale de l'intestin grêle libre. Certaines molécules ne sont absorbées qu'au niveau de l'iléon, segment terminal de l'intestin grêle.

En réalité, la plupart des aliments sont indigestes dans leur forme initiale. Nous mourrions de faim si des centaines d'enzymes n'assuraient pas la décomposition des aliments en éléments utilisables. Notre corps dispose à cet effet, de la bouche à la flore intestinale, d'outils hautement spécialisés.

Le côlon

Le côlon (gros intestin) a un rôle mineur par rapport à l'intestin grêle. Sa fonction essentielle est de dessécher et stocker les matières fécales. Il participe accessoirement au travail de digestion et d'absorption pour certains nutriments, grâce aux innombrables bactéries, qui réduisent les éléments nutritionnels non encore digérés. On appelle « flore intestinale » l'ensemble des bactéries naturelles qui colonisent le gros intestin en toute harmonie. Outre son rôle pour la digestion et l'absorption, la flore intestinale a une fonction protectrice vis-à-vis des agents pathogènes et elle régularise les mouvements intestinaux. Le travail d'absorption du côlon concerne surtout l'eau et les sels minéraux dissous dans les matières fécales liquides et abondantes qu'il contient. Ainsi sont produites des selles épaissies et moulées. Les derniers segments du côlon, le côlon sigmoïde et le rectum, fonctionnent comme réservoir : ils rassemblent le contenu de l'intestin et permettent, avec le sphincter de l'anus, une évacuation normale et volontaire (défécation). Le rectum sert ainsi à régulariser l'élimination des selles.

Fonctionnement du tube digestif

1. Bouche :	**Les amylases transforment les glucides en molécules de sucre**
2. Estomac :	**L'acide chlorhydrique et la pepsine séparent les longues chaînes protéiques**
3. Vésicule biliaire :	**Les acides biliaires dissolvent la graisse en gouttelettes**
4. Pancréas :	**Les enzymes pancréatiques nombreuses et diversifiées interviennent dans la digestion**
5. Intestin :	**Le résultat de la digestion est collecté dans l'intestin et transporté aux cellules (absorption)**

Maladies inflammatoires chroniques de l'intestin

La rectocolite hémorragique et la maladie de Crohn (du nom du médecin américain Burril B. Crohn, ayant le premier décrit cette maladie) sont les deux principales maladies inflammatoires chroniques de l'intestin, dont la symptomatologie est d'ailleurs très proche. « Chronique » signifie qui dure ou existe depuis longtemps (du grec *chronos* « temps »). Ces deux maladies se distinguent toutefois quant à leur localisation et à l'étendue de l'inflammation.

Une maladie inflammatoire chronique de l'intestin signifie souvent pour la personne intéressée qu'elle sera longtemps, et

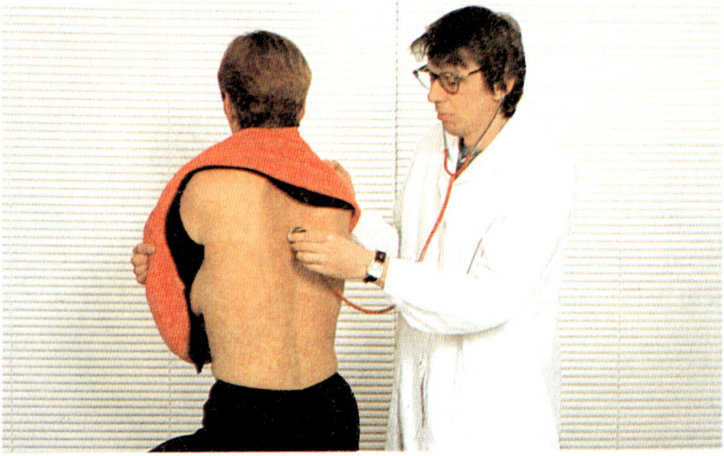

La guérison des maladies chroniques nécessite qu'une relation de confiance soit établie de façon stable entre le médecin et le patient. Le bien-être psychique d'un patient qui se sent sécurisé contribue à sa guérison physique.

Rectocolite hémorragique : selon l'ampleur et la localisation, on distingue différentes formes d'inflammation de l'intestin

• Proctite ulcéreuse	Atteinte isolée du rectum (15 cm de long)
• Rectosigmoïdite	Atteinte du sigmoïde (environ 45 cm de long)
• Colite gauche	Atteinte du côlon à partir du segment descendant
• Colite subtotale	Atteinte du côlon transverse
• Pancolite	Atteinte du côlon entier (environ 1,5 m, rectum compris)

souvent à vie, confrontée à des symptômes et malaises concernant l'intestin ou l'appareil digestif entier. Le malade devra donc trouver les moyens de vivre avec sa maladie ou de s'adapter à elle pour la rendre supportable.

Poussées inflammatoires et rémissions

Les inflammations intestinales n'évoluent pas de façon continue : les poussées inflammatoires sont interrompues par des phases de rémission plus ou moins longues.

Dans ces deux maladies, l'inflammation de l'intestin est chronique. Le plus souvent, cette inflammation se développe lentement ; la maladie de Crohn reste ainsi longtemps méconnue. En général, la maladie se manifeste par des poussées inflammatoires sévères, qui alternent avec des phases de rémission (c'est-à-dire sans symptômes) plus ou moins longues. La gravité des poussées inflammatoires et la durée des phases intermédiaires de rémission sont imprévisibles. Les phases de rémission durent parfois plusieurs années. En revanche, les poussées inflammatoires sont rarement très longues.

Selon les phases, les malades et leur famille subissent les conséquences de ces deux maladies à des degrés divers. Comme la cause de ces maladies reste inconnue, leur évolution est imprévisible. Il n'est donc pas possible de prévoir les poussées inflammatoires aiguës, ni de les empêcher par un traitement préventif. Les poussées surviennent parfois au décours d'affections aiguës (maladies des voies respiratoires, par exemple), ou d'événements psychologiquement éprouvants (deuil, séparation...).

En outre, dans la rectocolite hémorragique et la maladie de Crohn, des processus inflammatoires peuvent également toucher d'autres organes que le tube digestif, comme les articulations, la peau et les yeux, par exemple.

Rectocolite hémorragique (ou colite ulcéreuse)

La rectocolite hémorragique reste toujours localisée au rectum et/ou au gros intestin. Dans cette maladie, c'est principalement la muqueuse intestinale, la partie la plus superficielle de la paroi interne de l'intestin, qui est touchée par l'inflammation. Elle devient boursouflée, rouge et congestionnée, comporte de nombreuses ulcérations, souvent uniquement détectables sous microscope, et saigne. Les modifications commencent au niveau du rectum, juste au-dessus de l'anus, et s'étendent ensuite sans interruption plus ou moins loin dans les segments intestinaux supérieurs. Au pire, le côlon tout entier peut être atteint. Les niveaux supérieurs du tube digestif ne sont presque jamais touchés par la rectocolite hémorragique.

Rectocolite hémorragique : la muqueuse intestinale est inflammatoire, rouge, et saigne. La maladie s'étend à partir du rectum : plus elle remonte haut dans l'intestin, plus elle est grave.

La proctite (atteinte isolée du rectum) constitue la forme la plus fréquente de la rectocolite hémorragique et apparaît dans environ un quart à un tiers des cas. Une proctosigmoïdite est observée dans environ la moitié des cas, alors que la colite gauche touche juste un tiers des personnes concernées. La forme la plus rare, environ un cinquième des cas, est la pancolite (atteinte du gros intestin dans sa totalité).

Maladie de Crohn

Contrairement à la rectocolite hémorragique, la maladie de Crohn peut intéresser successivement, simultanément ou isolément, un ou plusieurs segments de l'intestin. En outre, les lésions inflammatoires concernent plutôt les couches plus profondes ou toutes les couches de la paroi intestinale. Elles se manifestent par des ulcérations et un épaississement important de la paroi intestinale. En conséquence, il se produit souvent un rétrécissement du diamètre interne (ou lumière) de l'intestin. En termes médicaux, ce processus s'appelle sténose. En revanche, les hémorragies intestinales sont rares, contrairement à ce que l'on observe dans la rectocolite hémorragique.

Fistules : courts-circuits dans l'intestin

Les fistules sont des connexions pathologiques entre différents segments de l'intestin ou même entre l'intestin et d'autres organes ou la peau. Elles peuvent apparaître de manière douloureuse dans la maladie de Crohn.

La paroi intestinale épaissie peut également se creuser de fissures, point de départ de la formation de fistules. Les fistules sont de petits conduits comparables à des courts-circuits reliant différents segments de l'intestin, ou mettant en communication un segment de l'intestin avec un autre organe creux (comme la vessie) ou la surface de la peau.

Dans la maladie de Crohn, les lésions inflammatoires s'étendent typiquement par segments. En théorie, elles peuvent apparaître sur tout le tube digestif, de la bouche à l'anus. Ainsi, outre les intestins, l'inflammation peut également concerner la cavité buccale, l'œsophage et l'estomac, bien qu'elle siège préférentiellement sur certains segments de l'intestin.

Le dernier segment de l'intestin grêle, l'iléon terminal, est touché particulièrement souvent, par exemple. La maladie de Crohn y apparaît dans environ 80 % des cas. Le plus souvent, cependant, l'inflammation de l'iléon terminal s'accompagne de celle du côlon proche, et en particulier du caecum (première portion du gros intestin).

Maladie de Crohn : une maladie aux noms multiples

• **Maladie de Crohn**	**Cette maladie a été décrite pour la première fois en 1932 par le gastro-entérologue américain Burrill B. Crohn (né en 1884) et ses collègues L. Ginzberg et le docteur G. Oppenheimer, qui ont mis en évidence l'atteinte caractéristique du dernier segment de l'intestin grêle (iléon terminal).**
• **Iléite terminale**	**Inflammation de l'iléon terminal.**
• **Entérocolite régionale segmentaire**	**Inflammation régionale du côlon en raison de l'atteinte typique de l'intestin.**
• **Entérocolite granulomateuse**	**Inflammation granulomateuse de l'intestin grêle ou du côlon en référence aux granulomes inflammatoires mis en évidence au microscope (lésions histologiques ressemblant à de petits grains).**

La maladie de Crohn se développe au niveau du rectum chez un cinquième des patients. Dans ce cas, les malades présentent presque toujours des fistules périrectales plus ou moins tenaces. Il s'agit ici de conduits inflammatoires formés par fonte tissulaire, qui procèdent à l'origine d'une ulcération ou d'une fissure de la paroi rectale qui se sont étendues autour du rectum et s'abouchent ensuite à la peau, au voisinage de l'anus (zone périanale).

Les orifices des fistules laissent échapper des glaires, du pus et parfois du sang et des matières fécales. Souvent, les ulcérations et perforations restent circonscrites par les tissus adjacents qui se défendent par une réaction inflammatoire. Les matières fécales et les germes, qui ne peuvent s'évacuer, forment alors une poche, appelée collection, de taille variable, qui est pleine de pus : c'est l'abcès. Dans tous les cas, une intervention chirurgicale est nécessaire.

Fréquence

Les maladies inflammatoires chroniques de l'intestin sont heureusement très rares : en Europe, la rectocolite hémorragique touche 0,05 % de la population et la maladie de Crohn 0,01 à 0,1 %. Toutefois, le nombre de cas est de plus en plus élevé dans les pays industrialisés du Nord.

La rectocolite hémorragique est universellement connue mais inégalement distribuée. Sa fréquence est moindre dans la race noire que dans la race blanche. En Europe et en Amérique du Nord, on estime qu'environ 50 personnes pour 100 000 habitants sont touchées et que le nombre de nouveaux cas, apparemment stable, s'élève à 5 pour 100 000 habitants par an. Il est rare que les troubles débutent avant la puberté. Ils apparaissent le plus souvent à partir de 30 ans, avec une recrudescence après 50 ans. La maladie frappe les deux sexes avec une légère prédominance chez la femme.

La maladie de Crohn est ubiquitaire mais de fréquence très variable suivant les continents et les races. Le nombre de personnes atteintes est de 10 à 100 cas pour 100 000 habitants en Europe. Le nombre de nouveaux cas annuels a augmenté entre les années 50 et 70, passant de 1,5 à 5 pour 100 000 habitants par an, pour ensuite se stabiliser et même diminuer légèrement au cours des dernières années. Les deux sexes sont atteints de la même façon et la maladie se décèle à tout âge, mais surtout entre 20 et 30 ans.

Symptômes des maladies inflammatoires chroniques de l'intestin

Les maladies inflammatoires chroniques de l'intestin se manifestent en premier lieu par des symptômes intestinaux ou abdominaux : des douleurs abdominales apparaissent, la consistance et la fréquence des selles changent, et des glaires et du sang sont émis avec les selles.

La fièvre s'installe et on se sent abattu. Une atteinte de l'état général avec nausées et perte de l'appétit est l'expression d'une

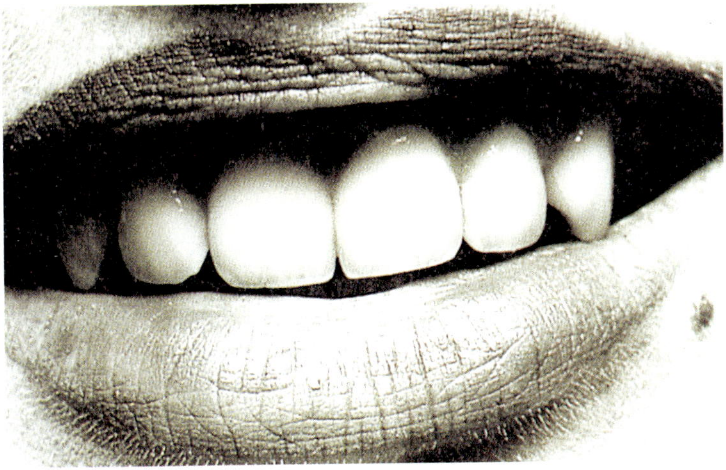

Les maladies inflammatoires chroniques de l'intestin ne doivent plus faire sourire : elles sont parfois extrêmement douloureuses et gênantes.

Symptômes des maladies inflammatoires chroniques de l'intestin

- **Atteinte de l'état général**
- **Perte de poids**
- **Manque d'appétit**
- **Symptômes touchant d'autres organes**
- **Douleurs abdominales**
- **Présence de glaires et de sang dans les selles**
- **Diarrhée**
- **Nausées**

On observe une atteinte inflammatoire intéressant d'autres organes — articulations, peau, yeux, en particulier — dans 20 % des cas de maladies inflammatoires chroniques de l'intestin.

inflammation très forte de l'intestin ou de l'atteinte de tout l'organisme. La perte de poids témoigne d'une diminution du travail digestif, soit liée à la perte de l'appétit, soit à l'atteinte de l'intestin grêle, qui ne fonctionne plus correctement en raison de l'inflammation.

Les maladies inflammatoires chroniques de l'intestin touchent souvent d'autres organes. Ces manifestations extra-intestinales évoluent parfois indépendamment des lésions intestinales et sont comparables dans les deux maladies, même si celles de la maladie de Crohn sont parfois plus caractéristiques (en particulier les manifestations cutanées).

Les atteintes des autres organes : articulations, peau et yeux

Les manifestations extra-intestinales, présumées de nature immunologique, s'observent dans environ 20 % des cas. Elles touchent différents organes : peau, articulations, yeux, mais également vaisseaux et foie.

Contrairement aux manifestations intestinales, qui sont assez caractéristiques, les manifestations extra-intestinales passent souvent inaperçues ou ne sont pas corrélées à la maladie initiale.

Rectocolite hémorragique

Les maladies inflammatoires chroniques de l'intestin se manifestent différemment selon la localisation des lésions. Dans la rectocolite hémorragique, les principaux symptômes intestinaux sont les rectorragies (hémorragies au niveau du rectum), la diarrhée et la douleur. Une fièvre et un amaigrissement peuvent être associés.

Les diarrhées hémorragiques avec glaires et pus constituent donc le symptôme prédominant de la rectocolite hémorragique. L'intensité des saignements dépend du degré et de l'étendue de l'inflammation de la muqueuse intestinale ou de la taille de la lésion de celle-ci.

La présence d'une diarrhée hémorragique avec glaires est le symptôme caractéristique de la rectocolite hémorragique. L'intestin absorbe trop peu l'eau des aliments et la production de glaires est accrue.

La fréquence et l'intensité de la diarrhée dépendent de la déperdition d'eau au niveau de l'intestin et de la motilité intestinale.

En effet, le côlon doit normalement absorber l'eau contenue dans les matières fécales. En cas d'inflammation, cette fonction n'est plus assurée de façon satisfaisante. Ainsi, la surface inflammatoire de la muqueuse intestinale « pleure son eau ».

L'intestin réagit à l'inflammation en accroissant sa motilité : ses muscles se contractent plus souvent, à l'origine du passage plus rapide de son contenu. Une moindre quantité d'eau est alors absorbée et l'intestin doit se vider plus fréquemment. L'irritation intestinale se traduit également par une production de glaires.

Les poussées inflammatoires aiguës de la rectocolite hémorragique se caractérisent par une perte importante et brutale de sang, d'eau, de sels minéraux et de protéines, typique de cette maladie, et susceptible de provoquer des carences.

Les complications constituent des cas d'urgence

Les douleurs sont plus ou moins intenses selon l'importance et l'étendue de l'inflammation. Le malade les ressent, en général, au niveau de la fosse iliaque gauche (quart inférieur gauche de l'abdomen) et de la partie inférieure médiane de l'abdomen. Lorsque le médecin examine le malade, la palpation de cette région provoque souvent une douleur. Pendant la phase active de la maladie, des complications peuvent parfois survenir, dont les plus redoutables sont le mégacôlon toxique, la perforation et les hémorragies. Le mégacôlon toxique ou colectasie toxique est la dilatation d'un segment malade du gros intestin, associée à un état toxique du sujet atteint. La perforation colique, elle, se manifeste par des symptômes de péritonite, tandis que les hémorragies sont souvent brutales. Dans tous les cas, le patient

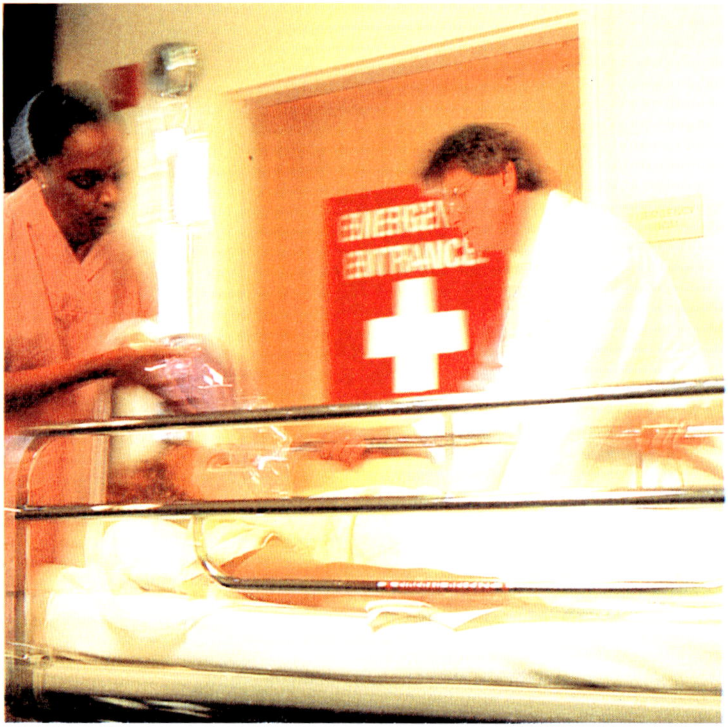

Certaines complications (mégacôlon toxique, perforation, hémorragie) constituent une urgence et nécessitent une intervention chirurgicale immédiate, seul moyen de soulager les douleurs.

doit être transporté d'urgence à l'hôpital pour y subir, le plus souvent, une intervention chirurgicale.

Maladie de Crohn

Les diarrhées et les émissions de sang ne sont pas typiques de la maladie de Crohn mais elles n'en sont toutefois pas exclues. Cette maladie se caractérise plutôt par un début insidieux et des douleurs de plus en plus intenses accompagnées de diarrhée modérée. Ces douleurs spasmodiques violentes (coliques) sont caractéristiques des organes creux (intestin, mais aussi foie, rein) et se produisent en cas d'obstruction ou de sténose.

Les symptômes de la maladie de Crohn sont des douleurs abdominales violentes, de type coliques. Des diarrhées hémorragiques peuvent également apparaître.

En règle générale, l'inflammation se situe dans la région iléo-caecale de l'intestin, ce qui correspond au segment terminal de l'intestin grêle (iléon terminal) et à son abouchement dans le côlon (caecum, court segment placé en dessous de l'orifice de l'intestin grêle). L'appendice, qui se rattache au caecum, est parfois inflammatoire, provoquant une appendicite.

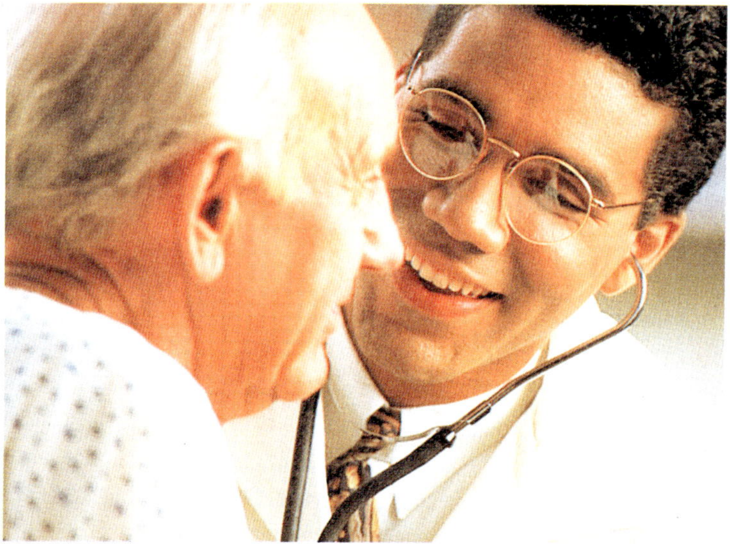

Faites confiance à votre médecin. Il est souvent, parfois quotidiennement, confronté à des maladies graves. N'oubliez aucune information importante concernant vos symptômes par peur, pudeur, ou gêne.

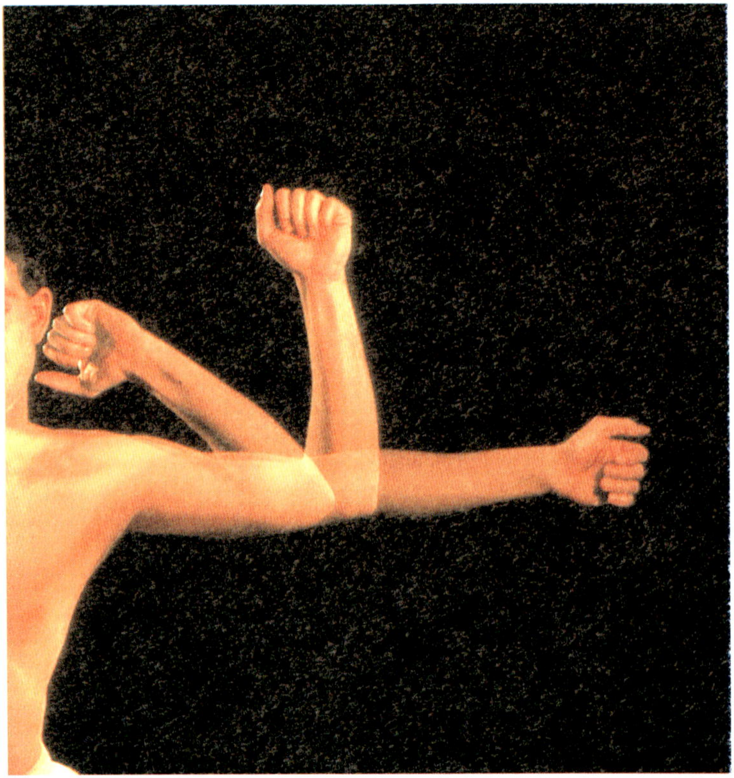

Les maladies inflammatoires chroniques de l'intestin provoquent, chez près d'un tiers des patients, des douleurs dans les articulations. Ces inflammations articulaires n'entraînent heureusement pas de lésions permanentes.

En raison de la proximité de la région iléo-caecale et de l'appendice, la symptomatologie et l'examen du malade (palpation douloureuse de la partie droite de l'abdomen) font souvent évoquer le diagnostic d'appendicite, ce qui motive une intervention chirurgicale. Ce n'est parfois qu'au cours de cette intervention que la maladie de Crohn est découverte.

On confond souvent la maladie de Crohn avec l'appendicite. Les symptômes de ces deux maladies se ressemblent.

La maladie de Crohn est souvent à l'origine d'un état de dénutrition et de carences chroniques, dus en particulier aux troubles de l'absorption intestinale en cas d'atteinte de l'intestin grêle et à l'exsudation plasmatique (« suintement » de l'intestin qui fait perdre des protéines à l'organisme) en cas d'ulcérations intestinales. Ces complications liées à l'intestin grêle ne sont souvent détectées que tardivement.

En revanche, lorsque la maladie de Crohn atteint le côlon (colite de Crohn), les symptômes sont en grande partie semblables à ceux de la rectocolite hémorragique. Il est parfois difficile de différencier ces deux formes de colites. Toutefois, comme le traitement de ces deux maladies est comparable, cette distinction n'est pas primordiale.

La progression des lésions donne lieu à des complications chez un grand nombre de malades. Occlusion (iléus), fistules et abcès sont les plus fréquentes et nécessitent une hospitalisation d'urgence, surtout en cas de péritonite après perforation intestinale. Ces complications s'annoncent par de violentes douleurs, souvent accompagnées d'une forte fièvre.

Atteinte articulaire

L'atteinte inflammatoire des grosses articulations périphériques, comme le genou, par exemple, intéresse près d'un tiers des patients. Elle se manifeste par des douleurs, avec gonflement de l'articulation et épanchement. Ces irritations passagères n'entraînent pas de lésions permanentes.

Complications des maladies inflammatoires chroniques de l'intestin

Rectocolite hémorragique	• **Hémorragies digestives sévères** • **Dilatation aiguë et très douloureuse du côlon (mégacôlon toxique)**
Maladie de Crohn	• **Péritonite** • **Perforation** • **Fistules ou abcès intestinaux** • **Occlusion intestinale**

Atteinte vertébrale

Les manifestations inflammatoires extra-intestinales sont souvent en relation avec l'activité de la maladie, mais pas toujours : elles apparaissent parallèlement à l'inflammation intestinale ou peuvent même précéder les symptômes intestinaux. En général, les atteintes de la colonne vertébrale (spondylarthrite ankylosante ou pelvi-spondylarthrite rhumatismale) précèdent la maladie intestinale, mais on ne connaît pas encore actuellement ce qui détermine la corrélation entre ces atteintes vertébrales et la maladie chronique inflammatoire de l'intestin.

Atteinte cutanée

Les manifestations cutanées concernent environ un patient sur cinq. Il s'agit le plus souvent d'érythème noueux, qui se caractérise par une éruption de nodosités (petites tuméfactions) rouge-violacé sous la peau, douloureuses et localisées essentiellement sur les bras et les jambes. Ces lésions régressent spontanément au bout de quatre semaines.

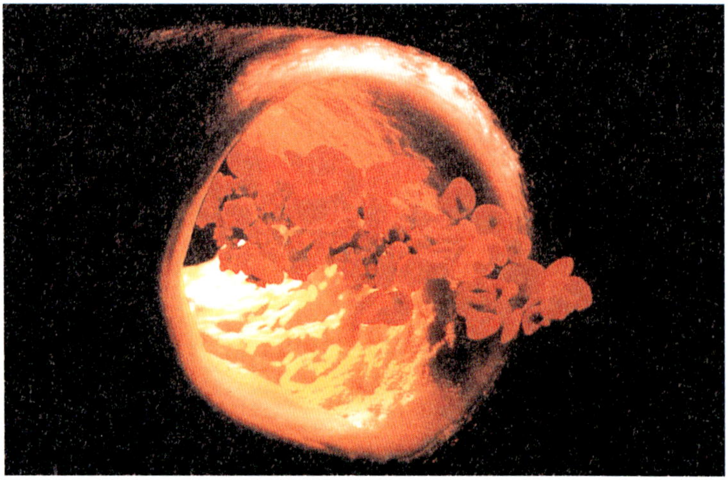

Les maladies inflammatoires chroniques de l'intestin entraînent souvent des hémorragies de la muqueuse. Il peut s'ensuivre une anémie (diminution du nombre de globules rouges).

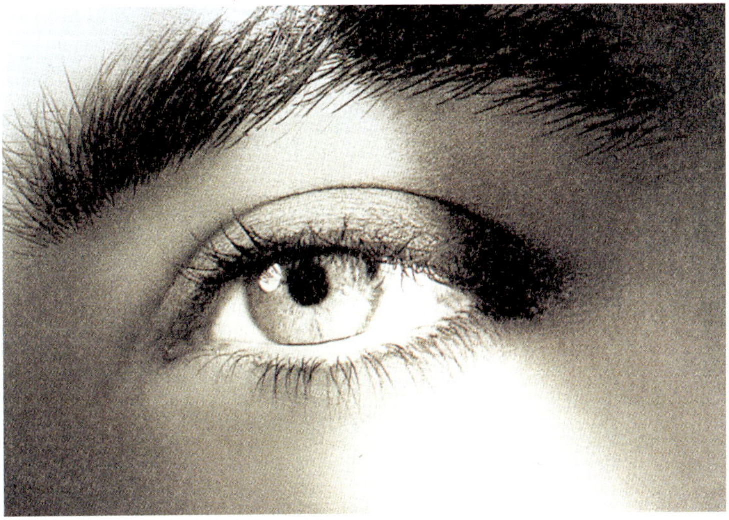

Même vos yeux peuvent subir les conséquences des inflammations intestinales. Demandez conseil à votre médecin ou à votre pharmacien en cas de troubles de la vue ou de brûlures oculaires.

Atteinte oculaire

Les inflammations oculaires avec brûlures et troubles de la vue sont deux fois moins fréquentes que les atteintes cutanées. Elles nécessitent la consultation d'un ophtalmologiste.

L'atteinte inflammatoire d'autres organes comme, par exemple, le foie, les voies biliaires, les poumons, le cœur et le pancréas est extrêmement rare.

Anémie

L'anémie est la complication la plus fréquente. Elle survient presque régulièrement dans les maladies inflammatoires chroniques de l'intestin. Les symptômes sont identiques pour toutes les formes d'anémie : pâleur, faiblesse, fatigue et tendance au collapsus cardio-vasculaire (perte de connaissance). Les fortes hémorragies intestinales qui caractérisent les poussées inflammatoires aiguës de la rectocolite hémorragique provoquent des pertes sanguines souvent importantes. Le manque de fer lié aux

Manifestations et complications extra-intestinales :

- **Atteinte oculaire**
- **Atteinte articulaire et osseuse**
- **Atteinte cutanée**
- **Anémie, carences**
- **Malabsorption**
- **Dénutrition**

hémorragies contribue toujours à l'anémie, mais davantage dans la rectocolite hémorragique que dans la maladie de Crohn.

Les pertes de fer sont liées aux hémorragies : le fer s'échappe avec le sang visible ou occulte présent dans les selles et fait alors défaut pour la synthèse des globules rouges. En outre, en cas d'iléite terminale dans la maladie de Crohn, il peut se produire une carence vitaminique, susceptible de perturber les processus de maturation sanguine.

Carence protéique

Les maladies inflammatoires chroniques de l'intestin provoquent souvent des carences en éléments vitaux comme le fer, les protéines, les vitamines. Ces carences sont d'une part dues à la mauvaise assimilation de ces substances par l'intestin malade et, d'autre part, à la perte d'appétit liée à la douleur.

Les poussées inflammatoires provoquent une perte de protéines aussi rapide que l'anémie. Plusieurs facteurs peuvent contribuer à l'état de dénutrition. On peut incriminer d'une part la restriction des apports alimentaires, favorisée par les douleurs abdominales, à l'origine d'une perte de l'appétit, d'autre part la malabsorption, en cas d'atteinte de l'intestin grêle. La perte de protéines entraîne parfois l'apparition d'œdèmes.

Atteinte osseuse

Les troubles du métabolisme osseux constituent une complication fréquente des maladies inflammatoires chroniques de l'intestin, qui se manifestent par des « douleurs osseuses ». Une carence en sels minéraux (calcium, en particulier) et en vitamine D, liée à la mauvaise absorption intestinale, en est à l'origine.

Ces troubles peuvent également être provoqués par certaines mesures thérapeutiques, comme l'administration de cortisone à fortes doses à long terme, ou la prescription de régimes alimentaires particuliers.

Dénutrition

La partie inférieure de l'intestin grêle (iléon) joue un rôle fondamental dans l'absorption des sels biliaires produits par le corps, mais également dans l'absorption des graisses alimentaires et de certains types de vitamines. Lorsque la maladie de Crohn atteint cette région ou si l'intestin grêle subit une résection importante, il se produit une mauvaise absorption des sels biliaires, des graisses et de certaines vitamines, dont les conséquences seront multiples : calculs vésiculaires, perte de poids supplémentaire, carences vitaminiques, calculs rénaux...

On explique la fréquence plus importante des calculs dans la vésicule par la mauvaise absorption en sels biliaires qui se produit en cas d'atteinte de l'iléon. Le manque de sels biliaires entraîne en effet une moins bonne solubilisation des cristaux de cholestérol normalement présents dans la bile.

Les calculs rénaux sont liés à la mauvaise absorption des graisses alimentaires. En effet, ces dernières vont fixer le calcium dans l'intestin, empêchant sa fixation normale sur les oxalates d'origine alimentaire, à l'origine normalement d'un complexe oxalate-calcium éliminé dans les selles. Le calcium étant fixé sur les graisses, les oxalates sont libres de tout lien et peuvent être absorbés par le côlon. Ils seront ensuite concentrés par les reins, aboutissant à la formation de calculs d'oxalate. Enfin, ce genre de calculs est également favorisé par les circonstances entraînant une déshydratation (chaleur, diarrhée).

Les carences en oligo-éléments, comme le zinc et le sélénium, sont rares. Elles se manifestent par différents symptômes, en particulier cutanés. Ces symptômes sont souvent dus à une atteinte importante de l'intestin grêle, associée à une alimentation inadaptée maintenue pendant longtemps.

L'intestin malade « perd » des substances produites par l'organisme, comme les sels biliaires. Des calculs biliaires se forment alors plus facilement. C'est grâce à une alimentation équilibrée et riche en vitamines que vous pourrez prévenir les maladies carentielles.

Causes des maladies inflammatoires chroniques de l'intestin

Les causes des maladies inflammatoires chroniques de l'intestin sont de deux ordres : les facteurs héréditaires internes préparent le terrain aux influences externes. La maladie se déclare lorsque ces deux facteurs se combinent.

L'étude des causes des maladies inflammatoires chroniques de l'intestin n'a permis, jusqu'à présent, d'aboutir qu'à des hypothèses, dont les principales mettent en jeu des facteurs immunologiques, génétiques, mais également alimentaires et infectieux.

Les facteurs immunologiques font l'objet d'une recherche permanente. L'immunologie est l'étude des systèmes de défense de l'organisme. L'inflammation en est un exemple : elle représente un des moyens par lesquels le système immunitaire combat les substances considérées comme étrangères (antigènes) par l'organisme. Cependant, les perturbations du système immunitaire sont considérées le plus souvent comme secondaires, plutôt que primitives : les défenses peuvent être diminuées par la dénutrition, la perte de protéines, certains traitements, ou être augmentées par un trop grand afflux d'antigènes pénétrant dans l'organisme en raison des ulcérations de la muqueuse intestinale.

Hérédité

Les prédispositions héréditaires font que le nombre de cas est plus élevé dans certains groupes que dans la population générale.

Certains caractères héréditaires transmis par nos ancêtres constituent des facteurs internes nous sensibilisant aux effets pathogènes de certains facteurs environnementaux externes. La maladie se déclare lorsque prédispositions génétiques et facteurs environnementaux sont confrontés. La rectocolite hémorragique et la maladie de Crohn s'observent plus dans certaines ethnies et familles. Les Juifs américains sont, par exemple, plus

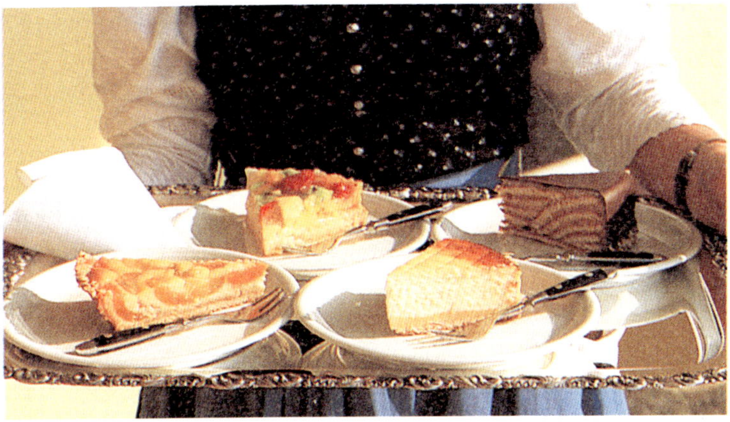

Les personnes atteintes de la maladie de Crohn sont souvent des gourmands. Les chercheurs ne savent toutefois pas encore si cette prédilection est en relation directe avec la maladie.

touchés que d'autres Blancs des États-Unis d'Amérique ; quant aux Noirs, ils échappent majoritairement à ces maladies.

Pour la famille au premier degré des malades, le risque d'être également atteint d'une maladie inflammatoire chronique de l'intestin est dix fois plus important que dans la population moyenne. Pour la famille au second degré, ce risque est également légèrement accru. C'est certainement une constellation précise de caractères héréditaires qui conditionne la sensibilité aux facteurs environnementaux déclenchant la maladie. Ainsi, les maladies ne sont pas transmises dans tous les cas. Les facteurs génétiques restent insuffisants pour déterminer une population à haut risque, si bien que la prédisposition familiale (qui est faible) ne doit pas intervenir dans la décision d'avoir un enfant.

Alimentation

On conçoit aisément que les substances nutritives avec lesquelles la très importante surface de la muqueuse gastro-intestinale — qui représente la plus grande surface de tout le corps — est constamment en contact soient soupçonnées d'être des facteurs externes déclencheurs de la maladie. Ainsi, l'augmentation des cas de maladies inflammatoires chroniques de

Il est évident que la nourriture a d'importantes conséquences sur les maladies du tube digestif. Notre alimentation doit contribuer à notre santé.

l'intestin observée dans le passé a coïncidé avec une modification importante des habitudes alimentaires dans les villes des pays industrialisés.

De nouveaux additifs sont de plus en plus souvent ajoutés à la nourriture industrielle : arômes, conservateurs ou colorants artificiels. Ils représentent peut-être un risque pour les personnes fragiles de l'intestin.

On a constaté que les personnes souffrant de la maladie de Crohn consomment en général davantage de sucre raffiné (blanc) sous forme de confiseries, viennoiseries et pâtisseries que les personnes non atteintes ; ce sont même très souvent de grands gourmands. On ne sait toutefois pas encore si la consommation excessive de sucre est à l'origine de la maladie ou en résulte. On a, en outre, observé que les sujets atteints de la maladie de Crohn mangent davantage de margarine et d'aliments frits que la moyenne, mais sans savoir également s'il peut s'agir d'une cause de la maladie. La préparation industrielle des aliments (avec apports d'arômes, de conservateurs ou de colorants artificiels) représente peut-être un risque pour les personnes aux intestins sensibles. Selon les prédispositions, le système immunitaire réagit trop violemment et de façon inefficace à certaines substances étrangères ingérées avec la nourriture.

Facteurs infectieux

L'hypothèse d'une infection initiale a également été évoquée à propos de la maladie de Crohn. De multiples bactéries ont été incriminées, en particulier celles qui déclenchent une diarrhée aiguë infectieuse. Actuellement, les recherches s'orientent davantage vers une origine virale, qui pourrait déclencher des mécanismes immunitaires conduisant à la maladie. Une infection par le virus de la rougeole au tout début de la vie pourrait, à ce titre, jouer un rôle.

Facteurs psychologiques

L'apparition d'une maladie résulte souvent de la combinaison de divers facteurs, dont les principaux doivent être détectés pour être correctement traités. Dans le cas des maladies inflammatoires chroniques de l'intestin, des facteurs psychologiques ont également été incriminés, puisque certains traumatismes affectifs semblent déclencher les poussées inflammatoires.

Inversement, le retentissement psychologique, social et familial des maladies chroniques ne doit pas être négligé. Une maladie chronique peut amener des restrictions importantes dans la vie pendant les phases aiguës. Il faudra parfois changer d'études, se réorienter, peut-être trouver un nouveau métier et une nouvelle forme de relation dans son couple, ou bien il faut apprendre à vivre avec un anus artificiel (iléostomie). Il s'agit alors de surmonter toutes ces épreuves du point de vue psychologique.

L'état psychique d'un individu peut non seulement se répercuter sur son estomac, mais également sur ses intestins. Des traumatismes psychologiques sont souvent incriminés dans les maladies intestinales, car le corps et l'esprit constituent une entité.

Psychosomatique et troubles fonctionnels du tube digestif

L'origine et l'évolution de certaines maladies organiques sont soumises de façon prioritaire à des facteurs d'ordre psychique : ce sont les maladies psychosomatiques, dans lesquelles un conflit interne, psychologique, se traduit par des symptômes organiques.

Ulcère de l'estomac

Au niveau du tube digestif, l'affection psychosomatique la plus fréquente est la gastrite, conduisant parfois à l'ulcère de l'estomac, qui se manifeste par des renvois, un sentiment de réplétion, des malaises avec nausées et vomissements, ainsi que des douleurs (brûlures, crampes douloureuses) à jeun, qui s'estompent après avoir mangé. Ces symptômes peuvent apparaître de façon isolée ou simultanée.

Côlon irritable

Le « côlon irritable » ou colopathie spasmodique est l'affection fonctionnelle la plus fréquente de l'abdomen. Des phases de diarrhée alternent avec des phases de constipation, ces deux

Genèse de la maladie psychosomatique

La psychosomatique (*psyché* âme, esprit ; *soma* corps) étudie les conditions psychophysiologiques de l'origine des maladies.

Dans la petite enfance, le développement de l'enfant doit l'amener à se construire et à être autonome. Toute perturbation de ce processus entraîne une prédisposition à réagir plus tard de manière anormale ou excessive à des situations de stress. La confrontation à une situation difficile (exil, chômage, deuil, rupture...) peut provoquer alors des réactions dépressives ou psychosomatiques, déclenchant l'apparition d'une maladie pour la première fois ou la rechute d'une maladie chronique.

Les différentes formes de maladies psychosomatiques

On distingue différentes formes de maladies :

- **Au sens large, les maladies psychosomatiques concernent tous les malaises physiques qui apparaissent en relation avec des difficultés extérieures ou psychiques et qui se manifestent par des symptômes non spécifiques (oppression cardiaque, coliques, douleurs dans les membres, maux de tête). Il n'y a alors pas de lésion organique installée.**

- **Au sens strict, les maladies psychosomatiques intéressent les lésions organiques qui ont principalement pour origine des facteurs psychiques et sociaux. Définis par Alexander aux États-Unis, les exemples les plus classiques sont l'asthme, la colite ulcéreuse, l'hyperthyroïdie, l'hypertension artérielle, l'eczéma, l'ulcère de l'estomac et l'arthrite rhumatoïde.**

symptômes pouvant même apparaître séparément. Le côlon irritable est souvent très douloureux. Comme l'adjectif « irritable » l'indique, l'intestin peut réagir à toutes sortes de facteurs : mets trop chauds ou trop épicés, boissons trop froides, excitations de toutes sortes, problèmes chroniques, conflits psychologiques, etc.

Quand la colère ou la peur vous font mal au ventre

Chez certains individus, toutes les excitations et les tensions de la vie quotidienne se répercutent sur l'estomac et les intestins, ce qui provoque alors une réaction psychosomatique. Que se passe-t-il pour vous dans une situation d'examen, par exemple ?

- **Comment avez-vous réagi si vous ne maîtrisiez pas l'ensemble du sujet ?**
- **Comment avez-vous réagi face à des difficultés supplémentaires, si l'examinateur ne vous convenait pas ou si l'examen a été retardé ? Avez-vous alors souffert de troubles gastriques ou intestinaux ?**

Ainsi, dans certaines situations difficiles, la réaction intestinale peut-elle être exacerbée par des influences nerveuses et des conflits personnels jusqu'au développement, dans le pire des cas, d'une maladie intestinale comme la rectocolite hémorragique ou la maladie de Crohn.

Rectocolite hémorragique

Les facteurs psychologiques incriminés dans la rectocolite hémorragique font référence à des troubles du développement dans la petite enfance, qui vont générer un conflit de dépendance (entre l'enfant et sa mère) : l'enfant se sent alors dans l'incapacité de satisfaire de façon adéquate son besoin affectif. Adultes, les personnes atteintes établissent une relation de dépendance, parfois symbiotique, face à une personne clé et présentent généralement une certaine immaturité affective. Cependant, il existe également des patients dits « pseudo-indépendants », qui nient tout besoin de dépendance et cherchent à prouver aux autres qu'ils ne sont pas sous leur domination affective.

Dans la rectocolite hémorragique, ce sont souvent une séparation de la personne clé (deuil...) et un changement important dans la vie de l'individu (mariage...) qui seront les facteurs émotionnels déclenchants, à l'origine d'états de détresse, de désespoir ou de stress excessif pouvant favoriser une poussée colitique aiguë. À ce titre, la psychothérapie et les méthodes de relaxation peuvent être très bénéfiques si la relation entre le médecin et le patient est une relation de confiance et stable, et si le patient accepte une prise en charge à long terme.

Les causes psychosomatiques des maladies inflammatoires chroniques de l'intestin remontent souvent à la petite enfance. Le conflit de dépendance mère-enfant y joue un rôle fondamental, conduisant à des personnalités très dépendantes (avec relations symbiotiques) ou « pseudo-indépendantes » (niant leur besoin de dépendance).

Maladie de Crohn

Ces interconnexions psychosomatiques sont moins bien établies dans la maladie de Crohn. Seule une faible proportion de ce type de malades ressemble psychiquement aux personnes atteintes de rectocolite hémorragique, alors que la majorité est très autonome et de type « pseudo-indépendant », refusant presque toujours toute forme d'aide extérieure, même en cas de besoin extrême.

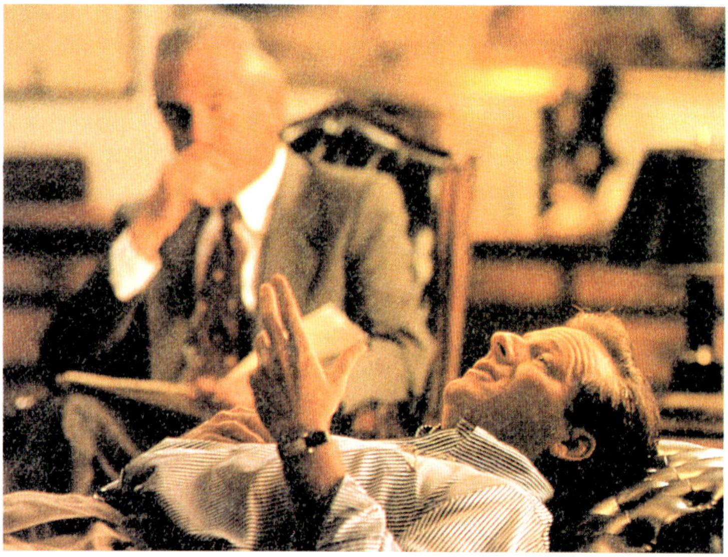

La rectocolite hémorragique a souvent des causes psychosomatiques. Une psychothérapie permet alors de remonter aux véritables causes de la maladie. Cette approche thérapeutique est généralement plus efficace dans la rectocolite hémorragique que dans la maladie de Crohn.

Diagnostic des maladies inflammatoires chroniques de l'intestin

Les problèmes de « selles », encore plus que les douleurs abdominales, sont du ressort de la vie privée et de l'intimité, si bien qu'il est primordial que vous ayez confiance en votre médecin ou que vous soyez conseillé par un médecin ayant toute votre confiance. Vous pourrez alors l'accepter sans réserve et le considérer comme un partenaire, pour ne pas omettre des symptômes importants par pudeur ou par peur.

Anamnèse : histoire de la maladie

Pendant la consultation, votre médecin généraliste — plus tard, peut-être, un spécialiste — vous demandera d'abord de décrire précisément vos malaises. Il vous posera, le cas échéant, des questions précises sur les symptômes actuels et sur vos antécédents, ainsi que sur votre famille et votre environnement social. Vous serez parfois étonné de tout ce qu'il veut savoir. Comme la rectocolite hémorragique et la maladie de Crohn se caractérisent toutes deux par un début progressif et une évolution par poussées, il apparaîtra assez souvent, lors de l'entretien avec le médecin, que les douleurs abdominales ou les problèmes de selles existent depuis assez longtemps, avec peut-être des périodes de rémission, mais que vous ne les preniez pas très au sérieux jusque là. Vous ne devez pas non plus oublier que votre médecin a presque quotidiennement affaire à des maladies comparables à la vôtre et que vous ne devez éprouver aucune gêne.

CONSEIL :
Essayez de considérer votre médecin comme un partenaire qui est là pour vous aider. Seule une relation de confiance vous permettra de lui décrire sans réserve les symptômes de votre maladie. N'occultez aucune information importante par pudeur ou par peur.

Outre l'examen clinique, votre médecin procédera également à l'analyse des aspects psychosociaux. Il vous posera des questions comme : De quoi la maladie vous prive-t-elle ? De quoi vous protège-t-elle ? Comment votre entourage réagit-il ?

Examen clinique

Lors de l'examen clinique, le médecin examinera plus attentivement, bien sûr, votre ventre. Il l'observera, le palpera afin de déceler d'éventuelles résistances et écoutera les bruits de l'activité intestinale avec son stéthoscope, avant d'effectuer un toucher rectal. Comme les maladies inflammatoires chroniques de l'intestin peuvent également avoir des manifestations extra-intestinales, le médecin veillera également à examiner soigneusement les articulations, la colonne vertébrale, la peau et les yeux.

Examens de laboratoire

Les analyses de sang, d'urine et de selles permettent de mettre en évidence ou d'exclure une infection, une inflammation, une anémie ou une carence en protéines, sels minéraux, vitamines ou autre.

Contexte psychosocial

Les aspects psychosociaux doivent être pris en compte dès la première consultation, lors de la phase diagnostique. Il s'agit, pour le médecin, de déterminer quels peuvent être les facteurs déclenchants de la maladie en essayant de mieux définir votre histoire individuelle, vos habitudes de vie et votre comportement. Le médecin sera amené à vous demander : Pourquoi précisément maintenant ? Que signifie cette maladie pour vous ? De quoi vous prive-t-elle ? De quoi vous protège-t-elle ? Comment y réagissez-vous ? Comment se comportent les personnes importantes de votre entourage dans cette situation, pendant votre maladie ?

Facteurs de risque

L'apparition ou les récidives d'une maladie sont souvent sous l'influence de divers éléments, appelés « facteurs de risque », car leur présence augmente la probabilité de contracter la maladie

Approche diagnostique multidimensionnelle

L'approche diagnostique multidimensionnelle aboutit à un programme thérapeutique complexe, qui comprend des méthodes de prise en charge personnelle. Selon les recommandations de l'Organisation Mondiale de la Santé (OMS), quatre aspects sont à considérer pour établir un diagnostic complet.

1. Symptômes et description précise de la maladie

- **De quelle maladie s'agit-il, à quel stade ?**
- **Quelles en sont les répercussions ?**
- **Quelles en sont les complications ?**
- **S'agit-il d'un premier épisode de la maladie ?**
- **S'agit-il d'une récidive ? Ont-elles été nombreuses ?**
- **Quelle est l'extension de la maladie ?**
- **Quels ont été les examens pratiqués ? Quels en ont été les résultats ?**

2. Personnalité du malade

- **Si vous réfléchissez bien, quels sont vos point faibles ?**
- **Quels sont vos points forts ?**
- **Comment ces points forts et ces points faibles ont-ils varié au cours de votre vie ?**
- **En quoi ces aspects de votre personnalité peuvent-ils intervenir sur votre maladie, selon vous ?**
- **Discutez-en également avec vos amis et vos proches.**

3. Contexte psychosocial

- **Des conflits ont-ils pu favoriser le déclenchement de la maladie ou rendre la guérison plus difficile ?**
- **Qu'en pensez-vous ?**
- **Quels sont vos rapports avec les autres ?**
- **Sur quels points avez-vous déjà travaillé avec un médecin ou un psychologue ?**

4. Prédisposition physique

- **Les cas de maladies gastro-intestinales sont-ils nombreux dans votre famille ? Quels membres de votre famille ont-ils été touchés : parents, grands-parents, frères et sœurs ?**
- **Vos défenses immunologiques sont-elles bonnes ?**
- **Existe-t-il des cas de maladies immunologiques ou auto-immunes dans votre famille ?**
- **Cette démarche pourrait alors permettre de conclure au diagnostic suivant : rectocolite hémorragique récidivante chronique, localisée principalement au niveau du côlon ascendant.**

ou de rechuter. Ces facteurs de risque peuvent être liés à l'environnement, au mode de vie, ou à des prédispositions génétiques. En général, seule l'association de plusieurs facteurs de risque sera responsable du déclenchement de la maladie, un facteur isolé ayant peu d'effet. En pratique, l'intérêt de la prise en compte de ces facteurs réside dans une action préventive éventuelle. Dans le cas des maladies inflammatoires chroniques de l'intestin, les facteurs de risque ne sont pas tous connus mais il est possible d'agir sur certains d'entre eux pour diminuer la fréquence de ces maladies.

On ne tombe pas malade en raison d'un seul facteur de risque, mais à la suite d'une combinaison de nombreux facteurs de risque.

Lors de l'entretien avec son malade, le médecin détermine l'histoire familiale et personnelle du patient, ainsi que son contexte psychosocial. Ensuite, les résultats de l'examen physique et des examens de laboratoire constitueront un faisceau d'arguments pour évoquer une maladie du tube digestif. Toutefois, d'autres examens sont indispensables pour préciser le diagnostic : échographie, radiographie, mais surtout endoscopie (examen visuel direct du côlon ou de l'œsophage, de l'estomac et du duodénum). Les endoscopies permettent également de prélever des fragments de tissus (biopsie), qui seront examinés au microscope.

Éviter les facteurs de risque

Les principaux facteurs de risque impliqués dans les maladies inflammatoires chroniques de l'intestin peuvent être schématiquement classés de la façon suivante :

- **Groupe 1 : Consommation de tabac, alcool, médicaments**
- **Groupe 2 : Alimentation (déséquilibrée — « trop de gras, trop de sucre » —, carencée)**
- **Groupe 3 : Sédentarité**
- **Groupe 4 : État psychologique (rapport entre tension et détente, stress, peur, douleur)**
- **Groupe 5 : Risque héréditaire**

Endoscopie

L'endoscopie est l'examen visuel direct (avec éclairage) de conduits (tube digestif) ou de cavités du corps. La coloscopie (examen du côlon) est le premier examen qui sera effectué si l'on suspecte une maladie inflammatoire chronique de l'intestin.

Coloscopie

La coloscopie est une endoscopie de la muqueuse de tout le côlon, peu douloureuse et peu risquée pour le malade, effectuée à l'aide d'un tube souple en fibres de verre, d'environ un mètre de long et un centimètre de diamètre. Elle permet également souvent l'inspection de l'iléon terminal (dernier segment de l'intestin grêle qui débouche dans le côlon) et du caecum voisin.

Les endoscopies permettent de bien examiner les cavités du corps, en particulier le tube digestif. L'endoscopie est relativement facile à supporter et ne présente aucun danger réel. Ayez le courage de regarder directement à l'intérieur de votre ventre !

La condition préalable à une coloscopie réussie est l'obtention d'un côlon propre (purges, lavements), ce dont votre médecin discutera en détail avec vous. En général, si l'intestin est propre et si le médecin endoscopiste est expérimenté, l'examen est peu douloureux. Toutefois, il peut être inconfortable, voire pénible ; c'est la raison pour laquelle il est souvent pratiqué sous anesthésie.

La coloscopie permet d'évaluer la gravité et l'étendue des lésions inflammatoires, ainsi que leur localisation. Elle permet également de détecter les tumeurs et les polypes. Dans les zones particulièrement atteintes, le médecin effectuera des biopsies : il prélèvera de petits fragments de muqueuse intestinale à l'aide d'une petite pince introduite à l'intérieur du coloscope et sans douleur pour le patient. Les fragments de tissus seront ensuite envoyés dans un service d'anatomo-pathologie, qui en fera un examen histologique (ou microscopique). Toutefois, plusieurs biopsies de contrôle sont parfois nécessaires pour aboutir au diagnostic final, surtout dans les cas de maladies inflammatoires chroniques de l'intestin au premier stade.

Endoscopie œsogastroduodénale

Vous avalez un tube souple contenant des fibres optiques et votre médecin peut regarder dans votre estomac et votre intestin. En termes médicaux, cet examen est appelé « endoscopie œsogastroduodénale ».

L'endoscopie œsogastroduodénale permet l'examen visuel direct de la partie supérieure du tube digestif, c'est-à-dire l'œsophage, l'estomac, le duodénum. Cet examen est pratiqué avec un endoscope flexible et maniable, en fibres de verre, et permet également de prélever des fragments de tissus. Les instruments actuels (fibroscopes) ont un diamètre bien inférieur à un centimètre, ce qui facilite beaucoup leur introduction dans la bouche et leur déglutition.

Enfin, cet examen ne nécessite pas de préparation particulière, en dehors d'un jeûne préalable d'au moins six heures. L'examen est pratiqué après anesthésie locale de la gorge, administrée par nébulisation ou gel. Dans certains cas, le médecin prescrit également un calmant, si les patients sont particulièrement sensibles ou anxieux.

Examens radiologiques

Le choix des examens radiologiques demandés par le médecin est dicté par le contexte clinique (en particulier, suspicion de complication) et les résultats des examens éventuellement déjà pratiqués.

Les clichés d'abdomen sans préparation (« ASP ») sont pratiqués sans produit de contraste : il s'agit donc de radiographies simples, qui font apparaître les gaz digestifs sous forme de clartés, car l'air n'arrête pas les rayons X. L'analyse de la répartition et de la configuration de ces clartés digestives permet de déterminer si l'on est en présence ou non d'une complication de la maladie inflammatoire chronique de l'intestin.

Transit du grêle

L'étude radiologique du tube digestif nécessite une opacification, c'est-à-dire le remplissage du tube digestif par un produit opaque aux rayons X. La visualisation radiologique de l'intestin grêle grâce à cette méthode est appelée « transit du grêle ». C'est un examen difficile à réaliser correctement, en raison de la superposition des anses intestinales. Toutefois, il constitue l'un des examens les plus sûrs de l'intestin grêle, surtout pour examiner le dernier segment, souvent atteint dans la maladie inflammatoire chronique de l'intestin.

Le produit de contraste est introduit de préférence directement dans la partie supérieure de l'intestin grêle à l'aide d'une petite sonde nasale ou buccale, et l'on observe le chemin qu'il suit par radioscopie. Les images intéressantes et significatives font l'objet d'une radiographie.

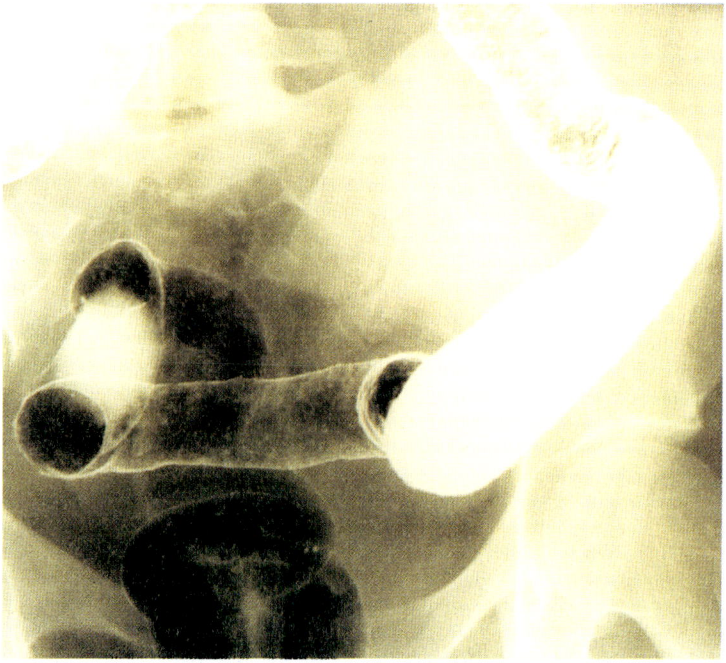

Visualisation radiologique du côlon avec un produit de contraste (blanc). L'accumulation du produit de contraste dans le sigmoïde (à droite sur l'image) évoque une maladie de Crohn.

Lavement baryté

Les examens radiologiques du tube digestif sont généralement bien supportés. Les doses de rayons X délivrées répondent à des normes strictes et les examens peuvent être répétés.

Lorsqu'une coloscopie semble risquée, comme dans le cas des formes sévères de rectocolite hémorragique, ou qu'elle n'a pas donné les résultats escomptés, on procède à un examen radiologique du côlon après opacification par voie rétrograde. Le produit opaque (baryte) est introduit à l'aide d'une petite canule dans l'anus, comme un « lavement ». Cet examen est donc appelé « lavement baryté ». Il ne permet pas de prélever de fragments de tissus mais il peut mettre en évidence les signes caractéristiques d'une maladie inflammatoire chronique de l'intestin ou d'une autre pathologie intestinale. La qualité des images radiologiques peut être améliorée par l'insufflation d'air dans l'intestin, après l'administration de baryte, ce qui crée un double contraste.

Comme pour la coloscopie, les examens radiologiques avec produit de contraste nécessitent une préparation de l'intestin (purges, lavements), surtout s'il s'agit du côlon. Ces techniques sont généralement bien supportées par le patient, mais le lavement baryté avec double contraste est parfois moins bien toléré en raison du ballonnement dû à l'insufflation. L'utilisation d'un produit de contraste provoquant parfois des allergies, le médecin vous demandera de lui signaler si vous avez un terrain allergique, ce qui lui permettra d'éviter certains produits.

Chez la femme en âge de procréer, le médecin tiendra également compte, comme pour tout examen radiographique, d'une grossesse éventuelle, pour éviter les risques de l'irradiation. À cet effet, la date de l'examen pourra être choisie en fonction du cycle menstruel. Dans tous les cas, les doses de rayons X délivrées répondent à des normes strictes, selon la législation en vigueur. Par mesure de prudence, tous les examens radiographiques seront notés, pour évaluer la dose totale de rayons X délivrée.

Échographie

L'échographie n'est pas, au sens strict, un examen radiologique, puisqu'elle a recours aux ultrasons et non aux rayons X. Elle enregistre les échos renvoyés par les structures d'un organe (comme l'intestin, par exemple) après émission d'ultrasons envoyés vers cet organe. Il s'agit d'un examen sans danger et peu incommodant pour les patients, qui peut se pratiquer presque partout aujourd'hui. Les appareils actuels ont une très bonne résolution et permettent de bien visualiser la cavité abdominale et les mouvements de l'intestin, même si tous les segments de l'intestin ne sont pas toujours authentifiables. Toutefois, certaines complications ne peuvent pas être mises en évidence par cet examen.

L'échographie, surtout connue pour la surveillance de la grossesse, donne des renseignements précis et rapides au médecin. Cet examen est sans risque et sans douleur pour le patient.

Échoendoscopie

L'échoendoscopie est une technique relativement récente, associant l'endoscope et l'échographie. Des images échographiques sont effectuées à l'intérieur de l'intestin. Cet examen permet de bien observer les fistules rectales et contribue à distinguer une rectocolite hémorragique d'une maladie de Crohn.

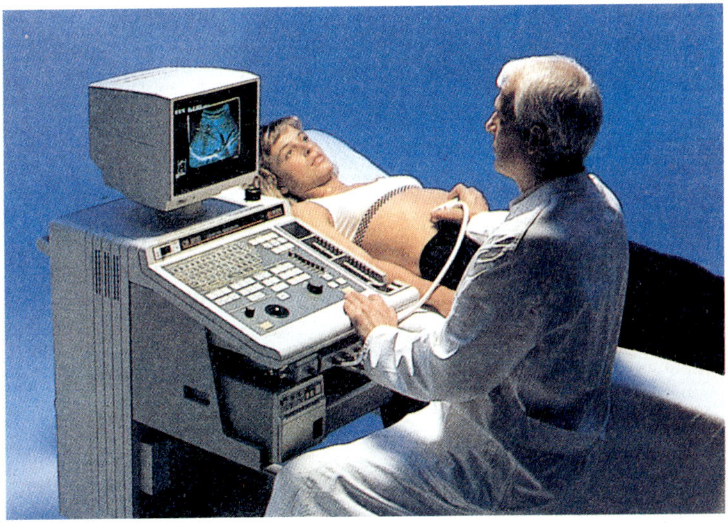

Médecin et patiente lors d'une échographie : l'appareil émet des ultrasons vers le ventre et l'écho renvoyé est enregistré graphiquement. Cet examen permet de « voir » toute la cavité abdominale et donc de diagnostiquer d'éventuelles maladies intestinales.

Degrés de gravité

Lorsque la maladie inflammatoire chronique de l'intestin est connue, le médecin cherchera essentiellement à évaluer l'intensité des poussées inflammatoires, grâce à des indices ou des scores clinico-biologiques, légèrement différents pour la rectocolite hémorragique et la maladie de Crohn.

La gravité de la rectocolite hémorragique a été classée selon trois niveaux : minime, moyenne et sévère. De même, l'évolution de la maladie de Crohn est classée selon trois « indices d'activité », calculés à l'aide de la liste de contrôle ci-contre.

Rectocolite hémorragique

- *Rectocolite hémorragique de gravité minime*

Peu de diarrhée, comportant davantage de glaires que de sang. Température du corps normale. Bon état général. Pas d'anémie. Examens sanguins peu perturbés, sauf parfois une légère carence en fer. Endoscopie : images de congestion et boursouflement de la muqueuse, plus sensible.

- *Rectocolite hémorragique de gravité moyenne*

Fréquentes diarrhées douloureuses et hémorragiques. Fièvre à 38,5 °C. Altération de l'état général (« on se sent malade »). Examens sanguins : anémie, avec une légère carence en protéines.

- *Rectocolite hémorragique de gravité sévère*

Plus de dix diarrhées très sanglantes par jour, en principe très douloureuses. Température supérieure à 38,5 °C. Examens sanguins : anémie importante, signes d'inflammation, carence protéique. Endoscopie : très importantes altérations inflammatoires (hémorragies étendues de la muqueuse, formation d'abcès importants).

En ce qui concerne la maladie de Crohn, différents tableaux ont été développés pour évaluer la gravité de la maladie. Ces tableaux comportent une liste de critères cliniques et biologiques, dont les scores sont additionnés, pour donner une note finale. L'évalua-

Liste de contrôle pour juger de la gravité de la maladie de Crohn (index de Best)

	J1	J2	J3	J4	J5	J6	J7		TOTAL
Nombre de selles liquides ou très molles (semaine précédente)								__ × 6	
Douleurs abdominales (semaine précédente) (0 : bon, 1 : légère, 2 : moyenne, 3 : intense)								__ × 6	
Bien-être général (semaine précédente) (0 : bon, 1 : moyen, 2 : médiocre, 3 : mauvais, 4 : très mauvais)								__ × 6	
Autres éléments liés à la maladie (symptômes à distance du tube digestif)								__ × 30	
Prise d'un antidiarrhéique (oui : 1, non : 0)								__ × 4	
Présence d'une masse abdominale (0 : absente, 2 : douteuse, 5 : présente)								__ × 10	
Analyse de sang : hématocrite (Ht) (Homme : 47-Ht, Femme : 42-Ht)								__ × 6	
Poids actuel ____ kg, poids théorique ____ kg 100 × [1 – poids actuel/poids avant la maladie)								__ × 1	
								IBMC	

Signification des résultats (degré de gravité de la maladie de Crohn)

- **Score inférieur à 150 points : activité faible**
- **Score compris entre 150 et 250 points : activité moyenne**
- **Score supérieur à 250 points : activité sévère**

tion la plus répandue est l'index d'activité de Best, qui intègre une estimation du bien-être général du patient, le nombre de selles liquides ou très molles, ainsi que l'intensité des douleurs, au cours de la semaine précédente. Le médecin interroge également le patient sur les autres éléments liés à la maladie (inflammation à distance du tube digestif, fièvre...) et examine l'abdomen. Enfin, l'index de Best intègre également la valeur de l'hématocrite et le poids du malade (calcul d'un surpoids éventuel).

CONSEIL :
Votre médecin peut vous aider à apprécier le degré de gravité de votre maladie.

Aide et traitement dans les maladies inflammatoires chroniques de l'intestin

Le traitement médical des maladies inflammatoires chroniques de l'intestin s'appuie essentiellement sur la prescription de médicaments et sur des mesures diététiques particulières. Toutefois, dans certains cas, la physiothérapie peut être utile, ainsi que la psychothérapie et les mesures destinées à la réintégration sociale et professionnelle du malade. Généralement, ces approches suffisent à traiter les symptômes, mais la guérison n'est jamais

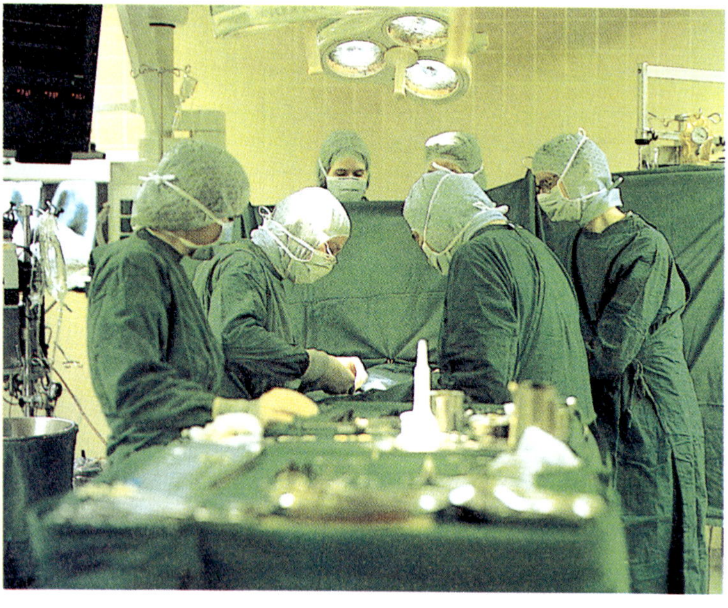

Les perforations intestinales constituent une urgence vitale. Ces complications des maladies inflammatoires chroniques de l'intestin nécessitent une intervention chirurgicale immédiate !

certaine. Parfois, l'intervention chirurgicale ne peut être évitée, si le traitement médical n'est pas assez efficace ou s'il existe des complications.

Face à ces différentes méthodes, on ne doit pas perdre de vue que chaque patient constitue un cas particulier, pour lequel la prise en charge thérapeutique doit être adaptée. Néanmoins, la chirurgie reste réservée pour les cas rebelles au traitement médical ou pour les complications. Le traitement des maladies inflammatoires chroniques de l'intestin est donc très complexe et ne peut être du seul ressort du médecin généraliste. Selon la situation, on fera appel à des spécialistes (gastro-entérologues), des chirurgiens, des psychothérapeutes... Une bonne collaboration est donc nécessaire entre tous les protagonistes : le patient, sa famille, le médecin, le psychothérapeute et, le cas échéant, le chirurgien. En outre, il existe également des associations permettant un échange d'informations et de services pour aider les malades à une meilleure prise en charge de leur maladie.

Approche thérapeutique globale

Trop souvent, les patients sont traités exclusivement par des médicaments, sans laisser la place aux autres possibilités thérapeutiques. Si les mesures diététiques font généralement l'unanimité chez les médecins, les méthodes psychothérapeutiques et physiothérapeutiques sont souvent laissées à l'écart.

En médecine, une approche rationnelle est généralement adoptée, plus limitative sur la relation de cause à effet des maladies, alors que certaines écoles de pensée préconisent une approche plus globale, intégrant également les relations entre facteurs environnementaux, système immunitaire et réactions du tube digestif.

Dans cet ouvrage, nous avons délibérément mis l'accent sur les principes diététiques fondamentaux, ainsi que sur les approches psychothérapeutiques et physiothérapeutiques. En revanche, nous n'abordons pas en détail la prise en charge chirurgicale des maladies inflammatoires chroniques de l'intestin.

Modèle rationnel contre approche globale : la médecine s'ouvre de plus en plus à de nouvelles voies, parfois connues depuis fort longtemps de façon empirique.

Médicaments

Il existe de nombreux médicaments efficaces contre les maladies inflammatoires chroniques de l'intestin. Certains sont destinés à supprimer les symptômes de la maladie (douleurs abdominales, diarrhées), d'autres s'attaquent à la maladie elle-même. Parmi ces derniers, on trouve des médicaments à action anti-inflammatoire à base de cortisone (corticoïdes) ou de salicylés (sulfazalazine, mésalazine, olsalazine), ainsi que des médicaments immunosuppresseurs (azathioprine et 6-mercaptopurine). L'arsenal thérapeutique comprend d'autres médicaments qui ne seront pas détaillés ici. Le choix du médicament, ainsi que la dose et la forme d'administration, reposent essentiellement sur la gravité de l'inflammation et l'extension des lésions dans le tube digestif.

Corticoïdes

Les corticoïdes sont des médicaments très puissants, prescrits sur ordonnance. Demandez conseil à votre pharmacien ou à votre médecin.

Les glucocorticoïdes sont des substances très puissantes, dérivées d'une hormone naturelle sécrétée par la glande surrénale, et utilisées depuis les années cinquante d'abord pour traiter la rectocolite hémorragique, puis la maladie de Crohn. La synthèse chimique de ces produits a permis de diminuer « l'effet hormonal » des glucocorticoïdes (par exemple, obésité du tronc, visage lunaire), et d'en augmenter l'effet anti-inflammatoire. Les glucocorticoïdes (comme la prednisolone, la méthyl-prednisolone, l'hydrocortisone) sont fabriqués sous des formes différentes par divers laboratoires pharmaceutiques : comprimés, suppositoires, lavements et ampoules pour injection. Ces médicaments sont prescrits sur ordonnance, après une discussion approfondie avec votre médecin sur les effets indésirables, les contre-indications et les précautions à prendre avec ce type de traitement.
Les corticoïdes sont souvent les médicaments les plus efficaces dans les poussées de rectocolite hémorragique ou de maladie de Crohn. Toutefois, leurs inconvénients sont proportionnels aux quantités reçues, c'est-à-dire à la dose quotidienne et à la durée du traitement. Il est donc déconseillé de suivre ce type de traitement de

façon très prolongée. En outre, le traitement ne devra jamais être arrêté brutalement, pour que les glandes surrénales, mises au repos pendant le traitement, puissent reprendre leur activité. Des précautions seront donc à prendre dans deux situations : le déplacement loin de son domicile (pensez à prendre des réserves de médicaments ou une ordonnance), et les vomissements (qui peuvent nécessiter un traitement par injection plutôt que par voie orale).

Salicylés

On utilise depuis longtemps la sulfazalazine (également appelée salazosulfapyridine) pour traiter la rectocolite hémorragique. La sulfazalazine est constituée par la réunion de deux molécules : le 5-amino-salicylate ou 5-ASA, qui est la molécule réellement active, et la sulpyridine, inactive et responsable des effets indésirables. Normalement, la liaison unissant les deux molécules est rompue par les germes présents de façon physiologique dans le côlon, ce qui permet de libérer la molécule active, le 5-ASA. Pour éviter les effets indésirables, on a donc cherché à développer des préparations ne contenant que du 5-ASA.

CONSEIL :
Discutez avec votre médecin ou votre pharmacien des différents risques, effets indésirables, contre-indications et précautions d'emploi des traitements prescrits.

Immunosuppresseurs et antibiotiques

On fait parfois appel à d'autres médicaments pour traiter les maladies inflammatoires chroniques de l'intestin. Il s'agit d'antibiotiques, comme le métronidazole, ou des immunosuppresseurs, comme l'azothioprine. Ces médicaments sont à utiliser avec précaution en raison de leurs effets indésirables. Les autres produits utilisés ne seront pas détaillés dans cet ouvrage.

Antidiarrhéiques

Pour supprimer les symptômes de la maladie, et en particulier les diarrhées, il est souvent nécessaire de faire appel aux antidiarrhéiques, comme le lopéramide. Enfin, pour éviter l'apparition de carences, la supplémentation en sels minéraux et en vitamines est généralement indispensable.

CONSEIL :
Pour éviter l'apparition de carences, la supplémentation en sels minéraux et en vitamines est généralement indispensable. Demandez conseil à votre médecin ou à votre pharmacien.

Alimentation

La diététique, du grec *diaita,* qui signifie « genre de vie », nous apprend à vivre raisonnablement avec notre corps et, dans une acception plus stricte, à nous alimenter sainement.

Initialement, la diététique signifie « médecine par bonne hygiène de vie ». Petit à petit, elle est devenue la science des régimes alimentaires, permettant la prévention ou le traitement des maladies par des régimes rationnels. Au sens plus large, la diététique est un art de vivre pour améliorer son hygiène de vie. Il s'agit donc plutôt d'une « façon de manger » qui est adaptée aux maladies ou doit nous protéger d'elles.

Dans les maladies inflammatoires chroniques de l'intestin, la diététique a une place capitale, surtout si la maladie est prononcée et rebelle aux traitements médicaux. Dans les cas les moins graves, le patient devra suivre un « régime alimentaire », c'est-à-dire un ensemble de conseils diététiques adaptés à sa maladie. Ces régimes ne sont pas forcément restrictifs et prennent également en compte les contraintes familiales, sociales et professionnelles, ainsi que les goûts et habitudes du patient. Dans les cas plus graves, il est parfois nécessaire de recourir à « l'alimentation artificielle », qui permet d'apporter un complément d'énergie et de protéines quand les apports oraux sont insuffisants. Le recours à une diététicienne est toujours précieux.

Alimentation artificielle

L'alimentation artificielle ou « assistance nutritionnelle » peut être réalisée à l'aide d'une sonde digestive (Alimentation Entérale Continue) ou par voie intraveineuse (Nutrition Parentérale Totale). Les mélanges nutritifs utilisés pour l'AEC ont été initialement mis au point grâce à la recherche aérospatiale et sont les mêmes que ceux utilisés pour l'alimentation des cosmonautes ! Dans tous les cas, l'alimentation artificielle nécessite une hospitalisation et est réservée aux inflammations les plus graves.

Conseils diététiques

- L'alimentation doit être riche et substantielle. Elle doit contenir tous les nutriments essentiels, c'est-à-dire les protéines, vitamines et oligo-éléments indispensables pour éviter les carences, mais également les calories nécessaires pour que la « machine humaine » puisse fonctionner (sous forme de glucides et de lipides).
- Il n'existe pas UN régime alimentaire, mais DES régimes, adaptés à chacun, en fonction de chaque situation.
- Pour aider le médecin à adapter au mieux votre régime, notez pendant un certain temps ce que vous mangez et comment vous le supportez. Vous pourrez ainsi éliminer certains aliments mal supportés.
- Évitez les aliments riches en fibres alimentaires. Les aliments déconseillés sont : les légumes secs, les crudités, les légumes à grosses fibres (choux, poireaux, radis, salsifis, oseille), les oignons, le melon, les prunes, les pruneaux, la rhubarbe, les céréales et le pain complet.
- Évitez l'acidité. L'expérience montre que les mets ou les boissons acides (agrumes ou jus d'agrumes) irritent souvent les muqueuses. Ne renoncez pas, pour autant, aux jus de fruits, riches en vitamines, si vous prenez la précaution de les diluer (avec de l'eau par exemple). En revanche, évitez les boissons gazeuses ou très sucrées.
- Évitez les épices et les condiments.
- En cas de calculs rénaux, évitez l'oseille, les épinards, les betteraves, la rhubarbe, les navets, le cacao, le thé.

Avec une alimentation ciblée, vous aidez votre intestin à se guérir lui-même. Ne le surchargez pas inutilement et tirez profit de vos expériences.

Régimes alimentaires

Un régime alimentaire raisonnable constitue moins un remède qu'une mesure préventive des maladies. La personne atteinte de maladie inflammatoire chronique de l'intestin peut véritablement influer sur son tube digestif grâce à son alimentation et à des conseils diététiques adaptés. Contrairement à une crainte largement répandue, les « régimes alimentaires » ne sont pas

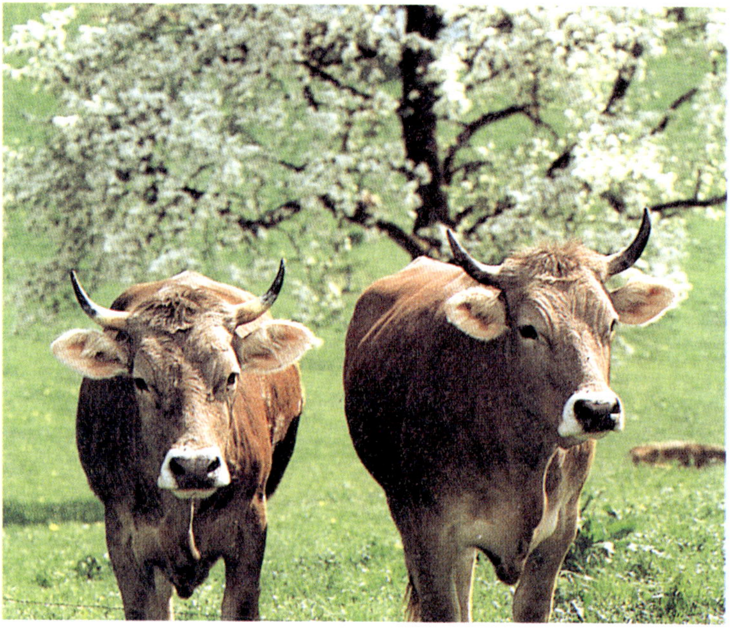

« Buvez du lait ». Cette devise n'est toutefois pas valable si vous souffrez de rectocolite hémorragique. Il est préférable d'opter pour les yaourts, le fromage blanc et les petits-suisses.

Les produits laitiers sont nécessaires pour couvrir les besoins en protéines. Si vous ne supportez pas le lait de vache, il existe des produits riches en protéines végétales ou pauvres en lactose, tous très digestes. Demandez conseil à votre médecin.

nécessairement restrictifs et ne se résument pas à des interdictions, ils veillent aussi à proposer une alimentation variée et savoureuse.

Le lait et les laitages

- Environ une personne sur trois souffrant de rectocolite hémorragique supporte mal le lait, même pendant les phases de rémission. Il s'agit souvent d'une intolérance relative, secondaire à un défaut d'absorption du lactose (« sucre du lait »). Ce défaut d'absorption est lui-même lié à un déficit en lactase, enzyme servant à décomposer le lactose, consécutif à la maladie inflammatoire chronique de l'intestin. Le lactose atteint alors le côlon, où il sera utilisé par les bactéries coliques, d'où diarrhée, flatulence...
- Si le lait frais provoque des gaz, des diarrhées ou des douleurs abdominales, les produits laitiers pauvres en lactose, comme les yaourts et le fromage blanc, ne posent en revanche pas de

problème, car ils sont généralement bien tolérés. En effet, ils contiennent des enzymes qui évitent à l'organisme d'assurer tout le travail de digestion. Remarque : un yaourt tiède est plus digeste qu'un yaourt froid, car le froid inactive les enzymes qu'il contient.

- Les produits laitiers sont nécessaires pour couvrir les besoins en protéines et en calcium. En cas d'allergie — rare — aux protéines du lait de vache, il est possible d'utiliser des produits contenant des protéines végétales (soja, par exemple).

La viande et les œufs

- Les protéines sont indispensables pour l'organisme. Leur rôle est multiple : élément de structure des cellules et des tissus de l'organisme, système de transport et enzymes.
- La viande est une source essentielle de protéines ainsi que de fer. Or, les carences en fer et en protéines sont des complications fréquentes de la rectocolite hémorragique et de la maladie de Crohn. Aussi est-il primordial de consommer des viandes tendres ou hachées (bœuf, volaille), du jambon, des poissons maigres.

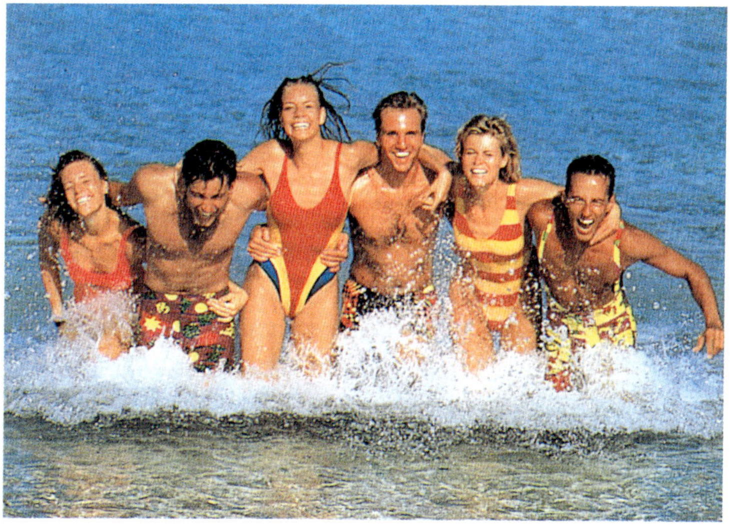

Les personnes souffrant de la maladie de Crohn doivent éviter le sucre autant que possible, ce qui aura, en outre, un rôle préventif sur la formation des caries !

- Évitez les viandes faisandées ou trop grasses.
- Les œufs constituent également un apport important en protéines. Vous pouvez en manger, s'ils sont bien cuits.
- Dans le cas des maladies inflammatoires chroniques de l'intestin, l'apport en protéines est primordial.

Le sucre

- Le rôle fondamental des glucides (« sucres », ou hydrates de carbone) est de fournir l'énergie immédiatement utilisable par l'organisme.
- La consommation excessive de sucre raffiné (« sucre blanc ») est très fréquente dans la maladie de Crohn, et a parfois été avancée comme une cause possible de la maladie. Il est donc conseillé d'éviter tous les aliments qui en contiennent (viennoiseries, pâtisseries, etc.)

Les graisses

- Les graisses constituent une source importante d'énergie. Elles contiennent, en outre, des substances indispensables au corps : les acides gras essentiels, ainsi que des vitamines. On les trouve dans l'huile, le beurre, mais également dans la viande et les œufs.
- Les aliments à éviter sont les suivants : charcuterie, fritures, sauces grasses, conserves de poisson à l'huile, fromages gras.
- Les graisses utilisées doivent préférentiellement être d'origine végétale, car elles contiennent davantage d'acides gras insaturés, plus sains pour l'organisme. Certaines graisses se dégradent lorsqu'on les chauffe et perdent leurs propriétés. Ce n'est pas le cas de l'huile d'olive qui, en plus, a l'avantage d'être relativement riche en acides gras mono-insaturés.
- Dans les cas les plus graves de la maladie de Crohn, on utilise des préparations diététiques spéciales qui assurent l'apport lipidique nécessaire.

Évitez les fibres alimentaires, surtout dans les poussées de maladies inflammatoires chroniques de l'intestin.

Fibres alimentaires et céréales

- De façon générale, les régimes prescrits dans le cadre des maladies inflammatoires chroniques de l'intestin sont plus pauvres en fibres alimentaires (éléments non digestibles), pour mettre l'intestin au repos. Toutefois, chaque cas doit être traité de façon individuelle, selon la gravité de la maladie et la tolérance aux aliments proposés.

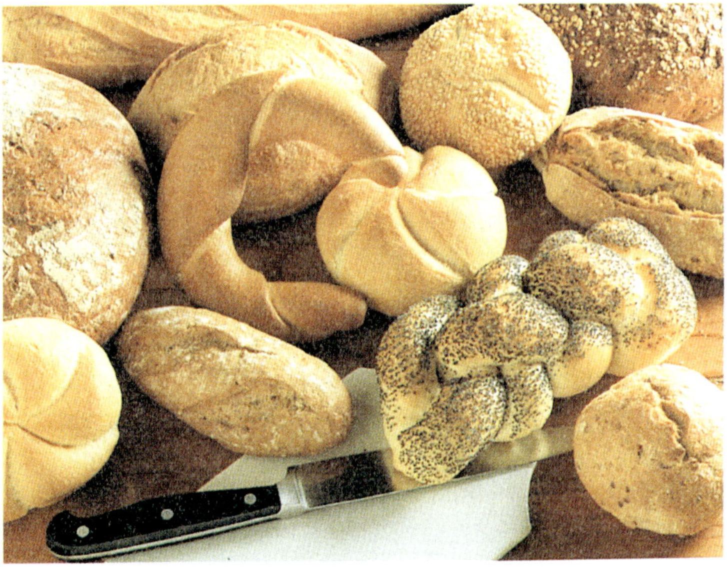

Il existe aujourd'hui de nombreuses sortes de pain différentes, toutes délicieuses. Ne vous privez pas de pain, mais consommez-le de préférence grillé. Demandez conseil auprès de votre médecin ou de votre diététicienne.

- Il est préférable d'éviter le pain blanc frais et de lui préférer les biscottes et le pain grillé.
- Le riz et les pâtes sont recommandés, tandis que les pommes de terre doivent être consommées en quantités modérées, cuites en robe des champs, à la vapeur ou à l'eau.
- On peut également consommer des farines précuites (tapioca, semoule, Maïzena), plutôt que des céréales complètes.
- Les fibres alimentaires d'origine végétale (provenant des fruits et légumes) sont dangereuses en cas de sténose, car elles peuvent provoquer une occlusion intestinale.

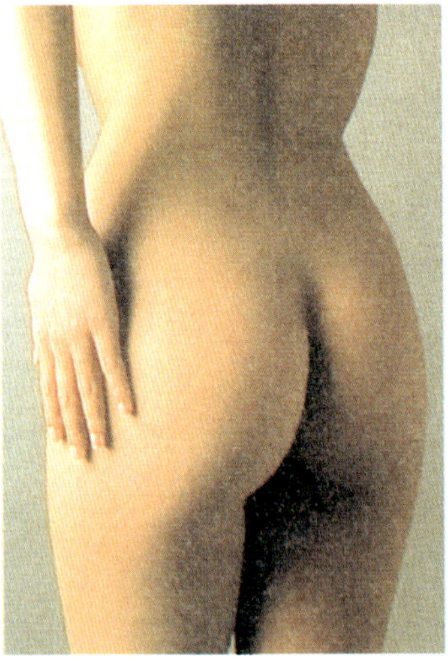

La peau est un organe essentiel pour la physiothérapie. Les stimulations qui lui sont appliquées sont transmises par son intermédiaire à l'organisme.

- Les crudités et les salades représentent une forte dépense digestive et sont donc souvent mal supportées. Les légumes sont souvent mieux tolérés cuits ou sous forme de jus (jus de cuisson).
- Les fibres contenues dans les légumes secs sont également souvent mal supportées, car elles entraînent une sensation de lourdeur, des gaz et des douleurs.

Règle générale :
Pour préparer vos plats, mettez à profit les procédés de cuisson modernes (autocuiseur, poêles anti-adhésives...), qui permettent de préserver les propriétés nutritives des aliments, tout en les rendant plus digestes, et d'éviter la formation de substances nocives (graisses cuites, aliments brûlés, résidus de grillades...).

Physiothérapie

Littéralement, la physiothérapie est le « traitement des maladies par des moyens physiques (eau, air, chaleur, etc.) ». Contrairement aux traitements médicamenteux, la physiothérapie utilise la capacité de l'organisme à s'adapter aux influences externes, pour mieux se défendre. Les stimulations utilisées en physiothérapie sont destinées à agir sur les récepteurs de l'organisme pour provoquer les réactions physiologiques adaptées.
Les stimulations employées sont de plusieurs types : chaleur/froid, vibrations, électricité, irradiations, eau, air, lumière. Elles agissent sur les cellules sensorielles, par l'intermédiaire de la peau, du tissu sous-cutané, du tissu conjonctif, des muscles, des os, mais aussi des muqueuses des voies respiratoires et de l'intestin.
Le choix des méthodes dépend de chaque cas particulier. La physiothérapie peut être plutôt active (gymnastique) ou passive (massages, électrothérapie). Elle peut être pratiquée de façon individuelle ou en groupe.

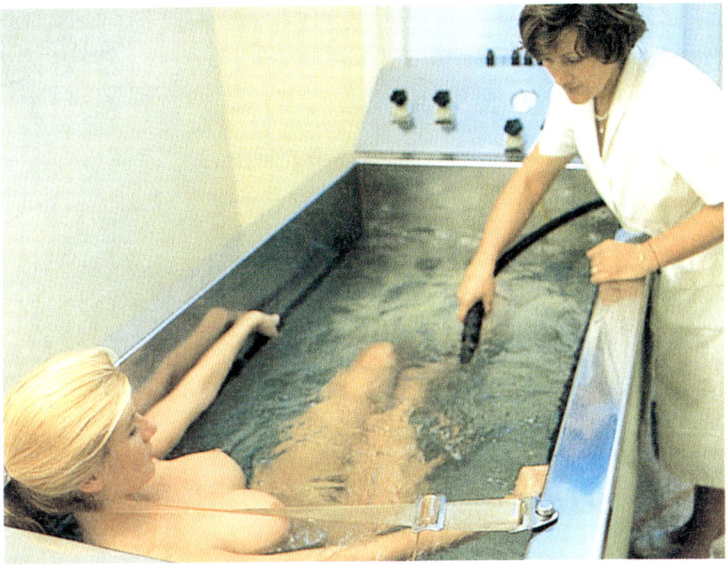

Ce qui semble ici si séduisant et rafraîchissant n'est pas seulement agréable, mais peut être une aide non négligeable pour les personnes souffrant de maladies inflammatoires chroniques de l'intestin.

Le diagnostic doit précéder le traitement

Nous abordons, dans les paragraphes suivants, les différentes méthodes physiothérapeutiques qui peuvent être intéressantes dans le traitement des maladies inflammatoires chroniques de l'intestin. Toutefois, il n'est pas inutile de rappeler que le traitement de ce type de maladie nécessite une bonne collaboration entre le médecin et vous-même. N'hésitez pas à lui demander conseil pour déterminer quel traitement vous conviendra le mieux.

Hydrothérapie

L'hydrothérapie constitue l'ensemble des méthodes thérapeutiques mettant à profit les propriétés physiques et chimiques de l'eau sous ses différentes formes. Elle comprend la crénothérapie (traitement par les eaux de source), la balnéothérapie (traitement par les bains) et la thalassothérapie (traitement par l'eau de mer).

ENVELOPPEMENT ABDOMINAL :
Il faut en principe trois linges pour exécuter l'enveloppement abdominal : le linge intérieur humide, le linge intermédiaire sec et le linge externe sec (drap). On se couvre ensuite avec une couverture de laine chaude.

Les formes de l'hydrothérapie sont diverses : bains, affusions, douches, mais aussi lavages, claquements, frictions, enveloppements, sudation dans des étuves sèches ou humides. Le degré de stimulation dépend de l'importance de la surface du corps recouverte par l'eau, de la température de l'eau, de la pression exercée et de sa composition chimique.
Pour les maladies inflammatoires chroniques de l'intestin, le séjour en centre de cure hydrothermale est parfois intéressant. N'hésitez pas à en discuter avec votre médecin. Chez vous, n'oubliez pas le caractère relaxant des bains chauds.
Dans certains pays comme l'Allemagne, l'hydrothérapie est souvent pratiquée à domicile et nous vous donnons ici quelques conseils qui pourront aider à vous soulager.

L'enveloppement abdominal est conseillé dans la plupart des maladies intestinales et quel que soit le stade de la maladie. Tout dépend du dosage, comme pour les médicaments. L'utilisation du froid n'a de sens que si le corps est suffisamment chaud. Lorsque la température corporelle et l'irrigation sont insuffisantes, on procède d'abord à un bain de pieds à température croissante. Si une telle préparation n'entraîne pas une réaction satisfaisante, il faudra en plus boire une infusion chaude. Un patient adroit peut effectuer lui-même son enveloppement mais, dans la plupart des cas, une aide est nécessaire. La durée d'application va de 40 à 60 minutes.

CONSEIL :
Voici comment faire des bains de siège délassants. Remplissez la baignoire de siège d'eau chaude à 34 ou 35 °C. Ne mettez pas les pieds dans l'eau, mais enveloppez-les chaudement. Rajoutez de l'eau très chaude pour que la température augmente lentement de 1 °C par minute et atteigne 38 à 40 °C. Finissez par du repos allongé ou par des lavages froids.

Les bains de siège seront efficaces à la maison si vous avez une baignoire adaptée qui permette une relaxation totale et une arrivée d'eau continue sans risque de brûlures. Il est, par ailleurs, possible de prendre des bains de siège froids.

Bains de siège à température croissante : Remplissez votre baignoire d'eau à 34 ou 35 °C. Préparez un drap et une couverture en laine pour envelopper le haut du corps, un drap de bain pour vous sécher, un petit banc et un tapis en caoutchouc ou un coussin pour les pieds. Asseyez-vous confortablement dans le bain juste chaud, avec les pieds enveloppés et reposant confortablement sur le support de façon que le rebord de la baignoire n'exerce aucune pression sur les cuisses. Un bain de pieds à température croissante avant ou pendant le bain de siège est recommandé si les pieds ne sont pas suffisamment chauds. Faites couler de manière régulière de l'eau chaude afin que la température du bain ne croisse pas de plus d'un degré par minute. Arrêtez l'eau aux environs de 38 à 40 °C, selon ce que vous supportez, soit après environ 5 minutes. Prolongez alors le bain à température constante pendant 5 à 10 minutes, la durée totale du bain ne devant pas dépasser 15 minutes. Allongez-vous ensuite puis faites une application de froid, ou bien faites un lavage froid, un jet sur les genoux ou sur les cuisses.

Bains de pieds à température croissante : Le fait que des pieds chroniquement froids aient une influence négative sur les organes du ventre et du bassin est bien connu, même des profanes. Chez certaines personnes, les pieds froids favorisent l'apparition de douleurs dans les reins ou la vessie et sont préjudiciables au bon fonctionnement de l'intestin.

Mettez vos jambes dans une baignoire remplie d'eau à température du corps (environ 37 °C). Faites couler continuellement de l'eau très chaude pour amener progressivement la température jusqu'à 40 voire 43 °C. Dès que l'ensemble du corps est saisi par une vague de chaleur et que vous commencez à transpirer faiblement, mettez vos pieds sous un jet froid pendant environ 5 minutes afin de faire se refermer les vaisseaux sanguins qui s'étaient largement dilatés. Il est important, particulièrement pour les maladies chroniques, de prendre l'habitude de tels bains.

CONSEIL :
Pour prendre un bain de pieds relaxant : trempez-les dans l'eau à 37 °C et augmentez progressivement la température jusqu'à 40 ou 43 °C. Puis mettez vos pieds sous l'eau froide pendant 5 minutes.

Gymnastique thérapeutique

Contrairement à la gymnastique traditionnelle, qui sert à « entretenir » un corps sain, la gymnastique thérapeutique est une forme spéciale de kinésithérapie, qui consiste à effectuer des

mouvements ou une série de mouvements précis pour agir sur un organe malade.
Les formes suivantes de gymnastique thérapeutique sont intéressantes pour les malades de l'estomac et de l'intestin :

- gymnastique abdominale,
- gymnastique respiratoire,
- gymnastique métabolique.

Massage du côlon

Le massage du côlon est un procédé physiothérapeutique ciblé, consistant à stimuler le côlon par une pression, couplée au rythme de la respiration, exercée par les doigts sur la surface abdominale. Cette technique, plutôt préconisée dans les cas de constipation chronique et de côlon irritable (colopathie spasmodique) peut également être employée dans les maladies inflammatoires chroniques de l'intestin, mais doit être pratiquée par un physiothérapeute expérimenté.

La gymnastique et la physiothérapie peuvent jouer un rôle non négligeable dans les maladies inflammatoires chroniques de l'intestin. En outre, elles aident à se sentir à nouveau « bien dans son corps » et donc à rester attirant. N'oubliez pas que « la beauté vient de l'intérieur » !

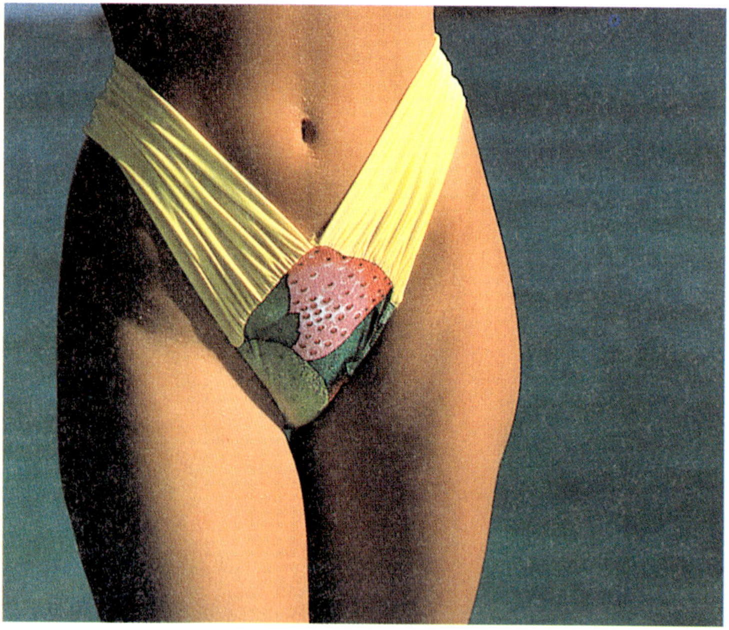

Réflexothérapie

La réflexothérapie est un ensemble de méthodes thérapeutiques permettant d'agir à distance et par voie réflexe sur une lésion en intervenant sur une zone éloignée de cette lésion, soit en l'excitant, soit en l'anesthésiant (piqûre), soit en supprimant une cause anormale d'excitation (cautérisation). Elle regroupe des procédés thérapeutiques aussi divers que l'acupuncture, l'acupressure, l'électrothérapie ou la mésothérapie.

Acupuncture

L'acupuncture est l'introduction dans les tissus ou les organes d'aiguilles fines qui y demeurent pendant un temps variable, dans un but thérapeutique. C'est un traitement millénaire, inventé par les Chinois et toujours pratiqué en Chine, qui a fait ses preuves dans un bon nombre de maladies. Les points d'acupuncture sont situés sur des lignes de flux d'énergie, appelés les méridiens. Le traitement de chaque maladie correspond à une combinaison de points différents.

L'acupuncture n'est pas une science occulte, mais un traitement connu et éprouvé depuis des millénaires. Les points d'acupuncture suivent des lignes de flux d'énergie du corps : les méridiens.

Mésothérapie

La mésothérapie obéit aux mêmes principes, mais la piqûre permet l'injection locale de produits médicamenteux, en particulier des anesthésiques.

Phytothérapie

La phytothérapie est le traitement des maladies par les plantes, fraîches ou séchées, ou par des extraits naturels de plantes. Les préparations phytothérapeutiques constituent souvent un bon complément à la médecine allopathique, surtout dans le cas des maladies chroniques.

Ce type de traitement est désormais plus rationnel et plus contrôlé qu'auparavant, grâce aux efforts des firmes pharmaceutiques pour améliorer l'efficacité et la normalisation des préparations à base de plantes.

Conseils pour le traitement

Les pharmacies disposent habituellement d'un rayon « phytothérapie », sinon il faut faire appel à des pharmacies plus spécialisées ou à des herboristes. Demandez conseil à votre pharmacien ou à votre médecin.

Les plantes médicinales suivantes sont conseillées pour les maladies intestinales, surtout en cas d'inflammation, de diarrhée, de crampes et de douleurs :

- Belladonne (*Atropa belladonna*) en teinture-mère, 3 fois 5 à 8 gouttes (pour les douleurs aiguës)
- Camomille (*Mitricaria chamomilla*) en infusion, 2 à 3 fois plus forte que la préparation normale, disponible également sous forme d'extrait
- Racine de réglisse (*Succus liguiritae*) en infusion
- Myrtille (*Vaccinium myrtillus*) en infusion
- Menthe (*Mentha piperita*) en infusion forte ou en gélules

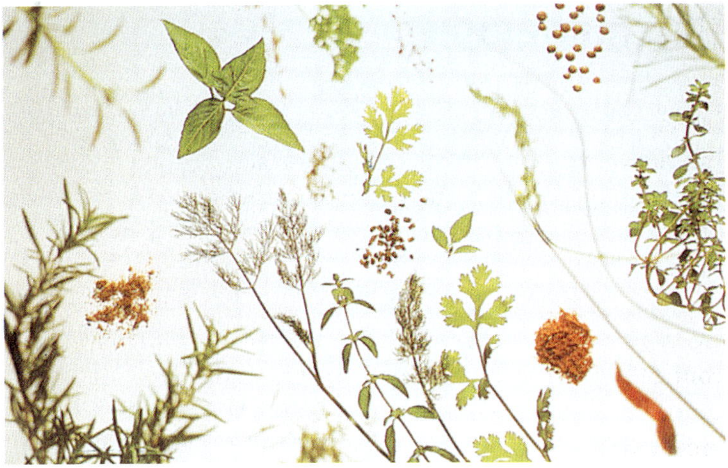

Les tisanes et les extraits de plantes peuvent être efficaces pour lutter contre l'inflammation intestinale, les diarrhées et les crampes abdominales, et sont dépourvus d'effets indésirables. Vous trouverez ces produits chez votre pharmacien, qui pourra vous conseiller.

Chronobiologie

La chronobiologie est la branche de la biologie qui étudie les phénomènes vitaux en fonction du temps. Ces variations se présentent souvent sous forme d'oscillations rythmiques, à l'échelle d'une journée, d'une année ou d'une vie. Ces rythmes dépendent de nombreux facteurs, internes ou externes, qui contribuent à maintenir l'organisme en équilibre par rapport à lui-même et à son environnement. Tout événement susceptible d'interférer sur ces rythmes peut provoquer des perturbations : on commence, par exemple, à mieux comprendre le rythme du sommeil et les troubles provoqués par le décalage horaire. De même, on a constaté que certaines maladies ont une recrudescence à certaines saisons. Sur ce principe des rythmes biologiques, on cherche actuellement à améliorer l'efficacité des médicaments selon le moment de leur administration dans la journée, pour pouvoir diminuer les doses administrées en conséquence.

Psychothérapie

La psychothérapie prend une place de plus en plus importante, même pour les maladies physiques (somatiques). Le corps et l'esprit ne devraient jamais être analysés séparément car ils forment un tout.

La psychothérapie repose sur un principe de traitement à la fois médical et psychologique et consiste à utiliser toutes les ressources de l'esprit pour traiter une maladie mentale ou physique. Dans cette situation, le médecin est amené à considérer son malade dans son intégrité biologique, psychologique et sociale. Comme dans toute démarche thérapeutique, le médecin devra d'abord évaluer les besoins du malade, les objectifs à atteindre, les techniques à employer et les résultats obtenus. Les méthodes employées peuvent schématiquement être classées ainsi : les thérapies de soutien, les thérapies d'introspection (psychanalyse), les thérapies comportementales, les thérapies d'expression émotionnelle, les thérapies familiales, de groupe et de milieu. La psychothérapie peut être utile dans les maladies à dominance psychique (névroses, psychoses, troubles de la personnalité), les maladies « mixtes » (en particulier les maladies psychosomatiques), ou les maladies somatiques à fort retentissement psychologique (maladies chroniques, douleurs rebelles...). Ce type de traitement nécessite une bonne coopération entre le thérapeute et le patient, et doit être décidé d'un commun accord.

Le principe de la psychothérapie se rapporte habituellement à une situation dans laquelle une personne entraînée à cet effet

Méthodes psychothérapeutiques suggérées pour les maladies de l'intestin

- **Thérapie de soutien**
- **Thérapie d'introspection psychanalyse)**
- **Thérapie comportementale**
- **Thérapie d'expression émotionnelle (analyse transactionnelle, jeux de rôle, bioénergie, training autogène)**
- **Hypnose**

(thérapeute) établit une relation professionnelle avec un patient pour améliorer la condition psychologique de ce dernier. Selon les patients, les objectifs de la psychothérapie seront différents : combattre, modifier ou retarder les manifestations de symptômes psychologiques ou psychophysiologiques, modifier des

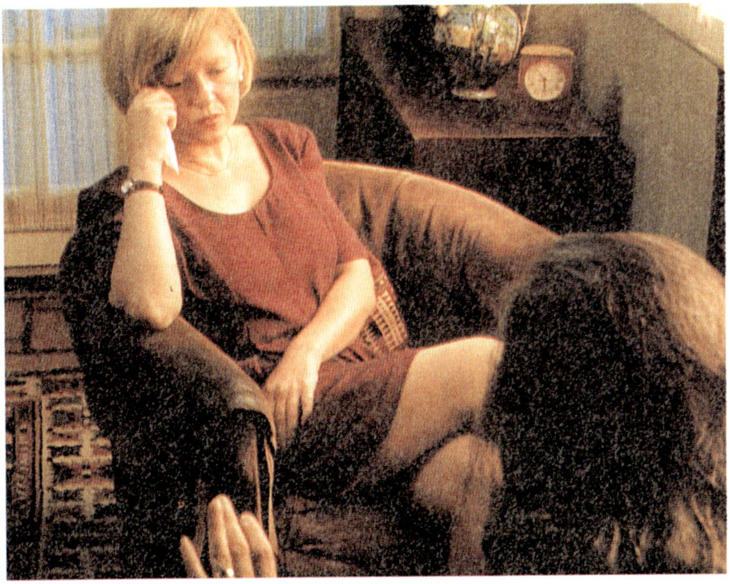

Dans la psychothérapie, la relation thérapeutique entre le thérapeute et son malade a une place prépondérante. Le thérapeute vous aide à vous aider vous-même mais ne doit pas vous tenir lieu de substitut parental.

comportements pathologiques, contribuer à une croissance saine de la personnalité. Autrement dit, la psychothérapie doit aider le patient à définir sa propre valeur, le stabiliser et l'aider à contrôler activement sa vie.

Dans la psychothérapie, la relation thérapeutique a une place prépondérante. Elle dépend de plusieurs facteurs, dont certains sont fonction des qualités humaines du thérapeute et du malade, d'autres plus en rapport avec la technique utilisée. Ces facteurs plus proprement thérapeutiques font intervenir la rencontre, l'expérience affective, la compréhension, le transfert, l'introspection, l'apprentissage. Le rôle du transfert est particulièrement important. La psychothérapie n'est, en effet, pas une simple rencontre entre deux individus qui se sont axés sur une tâche. Le psychothérapeute agit plutôt comme un écran qui reçoit les images projetées par le malade, reflet des expériences affectives vécues antérieurement (contenu inconscient du patient). Le thérapeute devient ainsi le représentant des images parentales, ce qui génère chez le patient des émotions très fortes (transfert). Le thérapeute réagit par un phénomène semblable (contre-transfert), qu'il doit maîtriser pour remplir sa fonction de thérapeute et aider le malade à « s'aider lui-même ».

Training autogène...

Le training autogène repose sur l'autosuggestion et vous permet de commander vous-même les fonctions du corps normalement involontaires. Vous pouvez ainsi agir sur votre cœur, votre circulation, votre tube digestif par l'intermédiaire du système nerveux autonome.

Le training autogène peut être assimilé à une méthode de relaxation reposant sur la suggestion. La suggestion, est « l'acte par lequel une idée est introduite dans le cerveau et acceptée par lui ». C'est une technique psychique présupposant qu'une personne peut influencer, par la parole, un état affectif ou la conduite d'une autre. Le training autogène est une forme de relaxation passive qui permet à l'individu de commander lui-même les fonctions du corps normalement involontaires (cœur et circulation, respiration, tube digestif) et d'atteindre une détente psychophysiologique.

L'hypnose repose également sur la suggestion, mais le sujet n'est alors pas conscient de l'origine extérieure de l'idée introduite dans son cerveau, car l'hypnose correspond à une altération du niveau de la faculté d'attention. Le patient est alors plus « concentré sur lui-même » et plus réceptif, ce qui peut être mis à profit pour accélérer un processus de traitement.

... même pour des organes bien précis

Outre les exercices « standard » du training autogène, Schultz a ajouté des exercices organo-spécifiques qui s'adressent aux modifications psychosomatiques précises. À cet égard, le training autogène s'avère particulièrement intéressant chez les personnes atteintes de rectocolite hémorragique ou de maladie de Crohn. Cette méthode a, en outre, l'avantage de pouvoir être pratiquée chez soi.

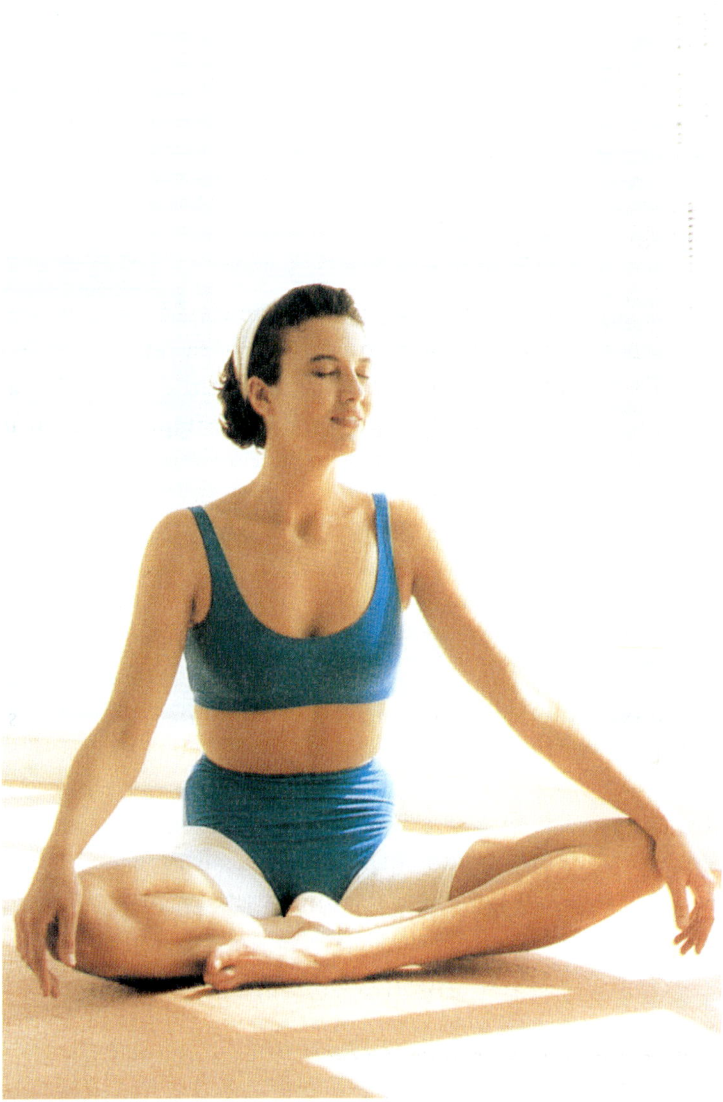

Les exercices de relaxation, comme le training autogène ou le yoga, vous aident à développer une meilleure sensation de votre corps et fortifient le corps et l'esprit.

Maladies inflammatoires chroniques de l'intestin et psychothérapie

La psychothérapie et les méthodes de relaxation devront toujours être considérées comme des compléments au traitement médical ou chirurgical des maladies inflammatoires chroniques de l'intestin, et jamais comme une solution thérapeutique à elles seules.

Dans la phase aiguë des maladies inflammatoires chroniques de l'intestin, les méthodes suivantes ont prouvé leur efficacité :

- Technique de psychothérapie de soutien, particulièrement importante, lors de la phase diagnostique, pour établir une relation sécurisante et stable entre le médecin et le malade.
- Techniques de relaxation (training autogène, relaxation musculaire progressive de Jacobson, hypnose, yoga...)
- Gymnastique thérapeutique, seul ou en groupe

Dans les maladies inflammatoires chroniques de l'intestin, les méthodes de relaxation et de psychothérapie aident le patient à surmonter sa maladie et ses doutes personnels pendant les phases aiguës aussi bien que pendant les périodes de rémission.

Pendant les périodes de rémission (phases sans poussées), les thérapies de soutien, les thérapies comportementales, les thérapies d'expression émotionnelle (en particulier expression artistique), ainsi que les thérapies d'introspection peuvent avoir un effet bénéfique sur les maladies inflammatoires chroniques de l'intestin.

La thérapie familiale, permettant d'intégrer différents membres de la famille et plus particulièrement le couple, peut être intéressante dans bien des cas. Les entretiens ont lieu en présence de la famille, du patient et du thérapeute, et permettent de discuter ensemble des conflits pour y remédier d'un commun accord. L'objectif est de mettre au point des stratégies de dépassement de la maladie pour mieux vivre avec elle.

La voie de la relaxation autogène

Le training autogène amène à un état de relaxation psychophysiologique, provoqué par l'individu lui-même. Le terme « training » fait allusion à la nécessité d'un processus d'apprentissage et au fait que l'on peut toujours progresser, comme pour toute acquisition nouvelle.
Le training autogène permet de mieux ressentir son corps et d'améliorer l'harmonie entre le corps et l'esprit. L'individu adopte une attitude insouciante et cherche à établir un « contact mental » avec certaines parties ou fonctions du corps.

Programme du cycle élémentaire

Le cycle élémentaire comporte six étapes standard, axées sur des réponses physiologiques telles que la relaxation musculaire (« lourdeur »), la dilatation des vaisseaux sanguins périphériques (« chaleur »), la régulation du rythme cardiaque, le ralentissement du rythme respiratoire, l'homéostasie intra-abdominale (« chaleur abdominale ») et la constriction des vaisseaux du front (« fraîcheur du front »). Le sujet peut être allongé ou assis confortablement, et détendu. Les exercices sont courts au début pour ne pas créer de tension.

Résumé des six exercices de base :

Premier exercice
Mon bras droit (gauche) est très lourd.
Mes deux bras sont très lourds.
Mes deux jambes sont très lourdes.
Mes bras et mes jambes sont très lourds.

Deuxième exercice
Mon bras droit (gauche) est très chaud
Mes deux bras sont très chauds
Mes deux jambes sont très chaudes.
Mes bras et mes jambes sont très chauds.

Troisième exercice
Mon cœur bat doucement et bien.

Quatrième exercice
Je respire calmement et bien.

Cinquième exercice
Mon ventre est chaud.

Sixième exercice
Mon front est détendu.

Reprise
Raidir les bras, respirer profondément, ouvrir les yeux.

La relaxation autogène vous conduit en six étapes à une maîtrise accrue de votre corps. Vous pouvez influencer vous-même les muscles de vos bras et de vos jambes, le rythme de votre cœur et de votre respiration. Vous maîtrisez totalement votre corps.

« La psychothérapie, c'est bien beau, mais pour moi ? Jamais ! ». Beaucoup de gens refusent catégoriquement ce type d'aide. Soyez ouvert, même si vous êtes encore sceptique dans un premier temps.

La psychothérapie, même pour moi ?

La plupart des malades considèrent que « la psychothérapie, c'est bon pour les autres. Moi, je n'en ai pas besoin ». Pourtant, dans le cas des maladies inflammatoires chroniques de l'intestin, les techniques de psychothérapie et les méthodes de relaxation constituent souvent une aide efficace et ne devraient donc pas être négligées par les malades et leurs proches.

Ce qu'apportent la psychothérapie et les méthodes de relaxation

- Relaxation musculaire, surtout au niveau de l'abdomen
- Amélioration de la circulation sanguine dans différentes régions du corps, en particulier l'abdomen
- Régulation de la production des sucs digestifs
- Amélioration du sommeil
- Amélioration de la respiration
- Amélioration du contrôle de la réaction intestinale, en particulier en cas de troubles de l'évacuation des selles
- Renforcement des défenses immunitaires
- Prise de conscience du vécu antérieur
- Compréhension de sa part de responsabilité dans l'apparition et le développement de la maladie
- Prise de conscience des troubles du comportement et des difficultés de relations avec les autres
- Accès à des contenus psychiques refoulés

- Organisation des relations avec autrui, plus grande facilité de contacts avec les autres
- Se sentir plus en harmonie avec soi-même
- Mieux percevoir, autoriser et exprimer ses sentiments
- Mieux sentir son propre corps
- Commande consciente de processus physiologiques comme le rythme de la respiration ou la fonction intestinale
- Prise de conscience de ses propres besoins et démarche adaptée pour leur réalisation
- Acquisition d'une certaine sérénité
- Savoir « lâcher prise », s'adapter et « couper court » rapidement
- Percevoir les phases de tension et de relâchement du corps et les contrôler
- Acquisition d'une confiance en soi
- Amélioration des capacités à surmonter le stress, la peur et la maladie chronique
- Changement d'attitude vis-à-vis de la maladie chronique : l'accepter, vivre avec elle
- Prise de conscience de la relation de dépendance à l'autre
- Acquisition d'une autonomie réelle et non pas d'une pseudo-indépendance
- Reconnaissance des problèmes et des conflits au moment opportun afin de mieux les résoudre
- Organisation de sa propre vie

La psychothérapie pourrait vous aider à regagner courage, espoir et confiance en vous. Pourquoi renoncer à cette chance ? Il sera toujours temps d'interrompre la psychothérapie si elle ne vous convient pas.

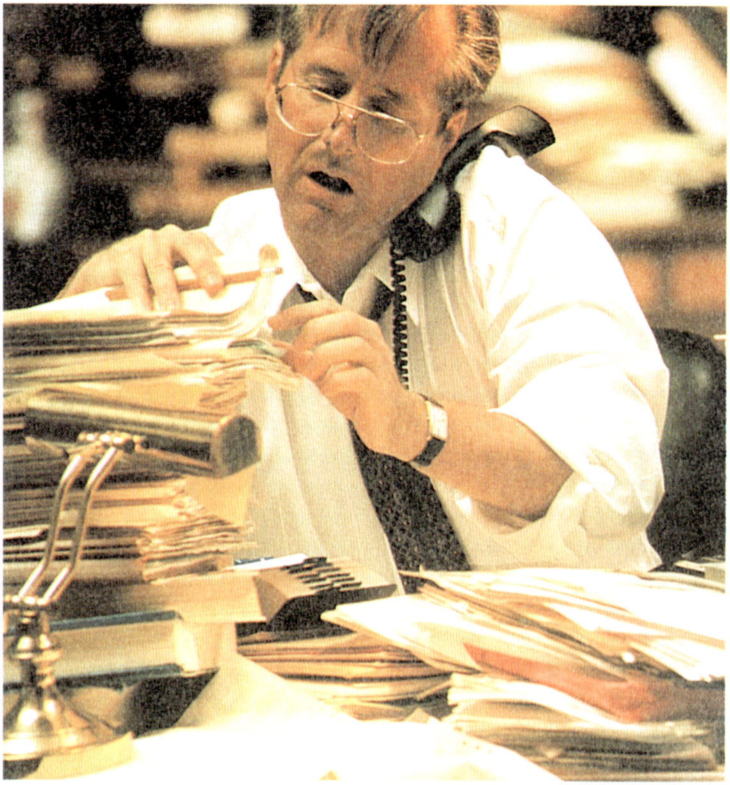

En travaillant comme un forcené, vous ne détruisez pas seulement vos relations sociales, mais vous vous ruinez la santé. N'attendez pas d'être gravement malade pour réagir et prendre le temps de vivre.

Physiothérapie et psychothérapie combinées

Tout traitement physique s'accompagne de réactions psychiques, en particulier lorsqu'il s'agit d'un traitement physiothérapeutique, dont le principe même repose sur la stimulation de récepteurs sensoriels et la provocation d'états émotionnels. À cet égard, l'association de la psychothérapie et de la physiothérapie est très bénéfique, car elles se complètent pour aider le patient à modifier sa mentalité, corriger son comportement et mieux vivre avec sa maladie.

Intervention chirurgicale

Parfois, lorsque les poussées inflammatoires sont sévères, rebelles au traitement médical, ou dans le cas de complications, on est obligé de recourir à la chirurgie. Si l'intervention chirurgicale doit être considérée comme la « dernière extrémité » thérapeutique, elle doit cependant être envisagée suffisamment tôt pour être efficace. En particulier, certaines complications nécessitent une intervention d'urgence : hémorragie intestinale massive, mégacôlon toxique non amélioré par la décompression effectuée sous coloscope, occlusion intestinale aiguë, perforation, péritonite, abcès, fistules.

Maladie de Crohn

Dans la maladie de Crohn, ce sont surtout les complications, en particulier les sténoses, qui conduisent à l'intervention chirur-

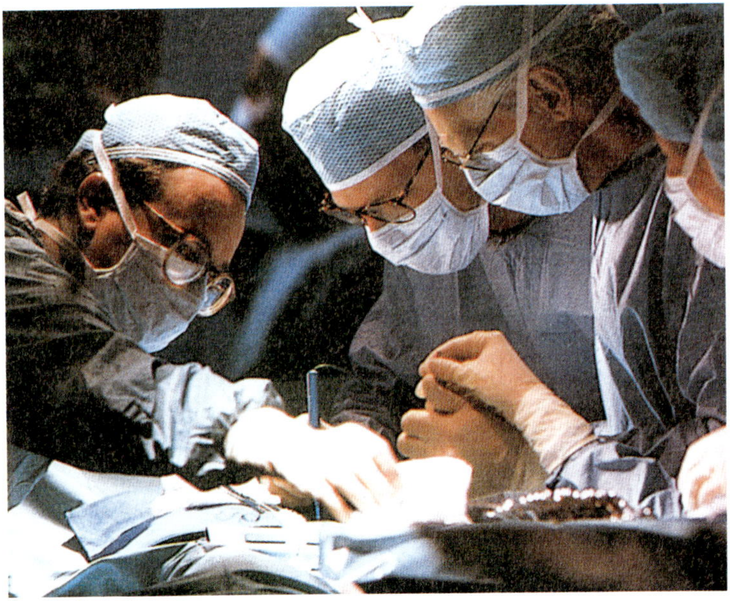

Les complications des maladies inflammatoires chroniques de l'intestin nécessitent presque toujours une intervention chirurgicale qui permettra de vous sauver.

gicale. Son objectif est la résection du segment d'intestin malade, en limitant le plus possible la longueur de l'intestin sacrifié (chirurgie conservatrice), pour éviter le « syndrome de l'intestin court », entraînant des troubles importants de l'absorption des nutriments.

Rectocolite hémorragique

En revanche, dans la rectocolite hémorragique avec atteinte exclusive du côlon, l'intervention chirurgicale met véritablement fin à la maladie, avec toutefois un prix élevé à payer : l'ablation du côlon avec, dans le pire des cas, un anus artificiel. Le traitement chirurgical est particulièrement indiqué dans les cas d'hémorragie massive, de perforation ou de cancer, ainsi que dans les formes fulminantes de mégacôlon toxique ou les formes chroniques invalidantes. Dans tous les cas, l'anus artificiel (iléostomie) sera envisagé en dernier recours.

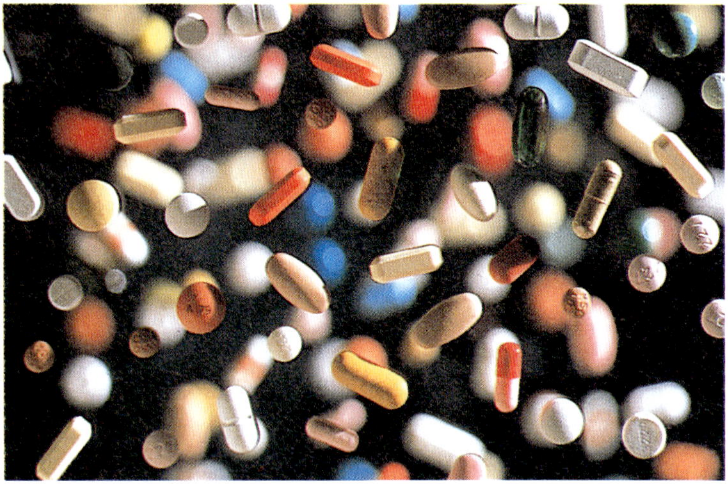

Les maladies psychosomatiques sont de plus en plus nombreuses et leur traitement ne repose pas uniquement sur la prise de médicaments.

La réinsertion socioprofessionnelle

Dans les pays très industrialisés, un profond changement dans la nature et la fréquence des maladies de la population est survenu pendant les dernières décennies : les maladies dites psychosociales ont fortement augmenté. Cela vaut tout particulièrement pour les perturbations neuro-fonctionnelles, les maladies psychosomatiques et les maladies organiques avec complications psychiques. De plus en plus de personnes tombent malades de façon chronique et souffrent le plus souvent de plusieurs maladies chroniques. Ces problèmes requièrent un changement de mentalité et une prise en charge globale des individus.

Contrairement à l'objectif normal de la guérison, il s'agit, dans les maladies chroniques, de mieux vivre avec des limitations physiques et psychiques. Le patient ne doit pas se considérer généralement comme malade, mais comme conditionnellement malade.

En cas de maladie chronique, le patient doit accepter sa maladie et tenter de mieux vivre avec elle.

Les personnes atteintes de maladies inflammatoires chroniques de l'intestin doivent faire face en premier lieu aux problèmes suivants : elles sont encore jeunes, leur maladie est relativement méconnue, leur handicap est invisible et difficilement mesurable, leur maladie évolue par poussées dont la survenue est imprévisible et les symptômes en sont multiples. En outre, la maladie atteint des zones taboues et ses causes sont encore inconnues. Le traitement est souvent complexe et agit principalement sur les symptômes. Enfin, les pressions psychologiques et sociales jouent un rôle au moins aussi important que le stress dû aux symptômes physiques.

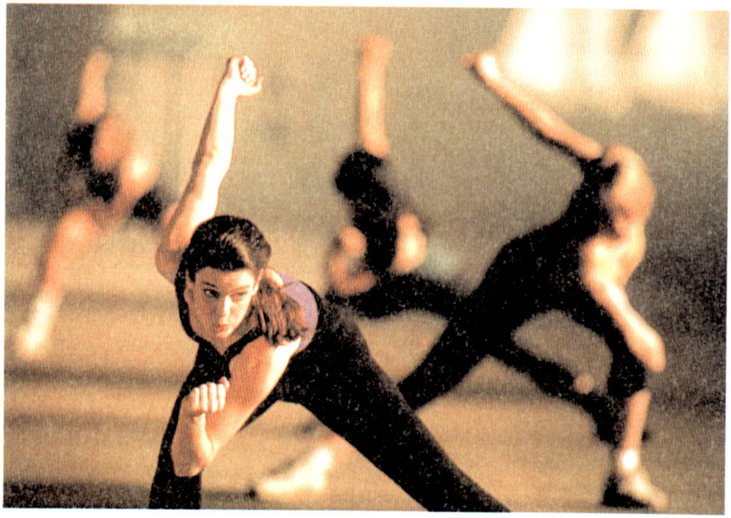

La gymnastique et le sport ne constituent pas seulement une aide physique après une maladie. Ils permettent aussi de rencontrer d'autres gens tout en s'amusant.

La prise en charge initiale à l'hôpital est primordiale : elle permet d'établir une relation de confiance entre médecin et malade, de faire le bilan des lésions, d'évaluer les possibles retentissements socioprofessionnels de la maladie, de fournir au patient toutes les explications nécessaires sur sa maladie, et d'envisager avec lui toutes les possibilités thérapeutiques. Enfin, l'hôpital réunit en un même lieu plusieurs catégories professionnelles qui peuvent aider le malade à mieux vivre sa maladie :

- médecin,
- infirmière,
- psychothérapeute,
- kinésithérapeute,
- diététicienne,
- ergothérapeute,
- assistante sociale, etc.

On insiste maintenant véritablement sur la réhabilitation active et non plus sur la cure passive. Le patient doit apprendre à vivre avec ses handicaps et sa maladie chronique (dépassement de la maladie). Il doit apprendre à diminuer les facteurs de risque, comme le manque de mouvement, le stress, l'intolérance, l'excès de poids, l'hypertension, les perturbations du métabolisme des lipides, etc. ; il doit à nouveau mettre de l'ordre dans ses grandes fonctions fondamentales. La kinésithérapie, la gymnastique thérapeutique, les techniques de relaxation, les thérapies de contrôle du stress et le training de santé s'avéreront importants dans cette tâche.

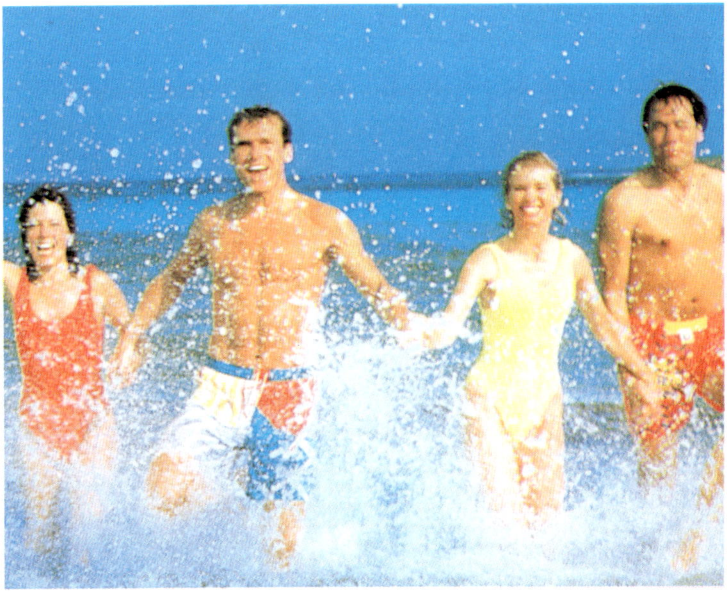

Les problèmes d'intégration socioprofessionnelle sont particulièrement délicats chez les plus jeunes. Il leur faut apprendre à vivre avec leur maladie et choisir l'orientation professionnelle adéquate. Dans cette démarche, la présence d'autres jeunes est souvent fort utile.

Objectifs de la réinsertion socioprofessionnelle dans le cadre des MICI

- Encourager la connaissance, l'acceptation et le dépassement de la maladie
- Surmonter l'isolement, les peurs, la résignation et la dépression
- Être responsable de soi-même vis-à-vis de la maladie, reprendre le travail si possible
- Être prêt à prendre des responsabilités socioprofessionnelles
- Surmonter les peurs et la sur-protection des proches
- Être conscient de la nécessité d'un traitement de longue durée réalisé avec la coopération du malade, de sa famille, et de différentes catégories professionnelles socio-médicales
- Réinsertion professionnelle individuelle et adaptée, comportant le moins de restrictions possible et réorientation professionnelle éventuelle

Pour quels patients atteints de MICI les problèmes de réinsertion socioprofessionnelle se posent-ils ?

- Patient jeune, dont la socialisation risque d'être compromise par la maladie
- Patient ne connaissant, n'acceptant et ne maîtrisant pas assez sa maladie
- Patient présentant des poussées fréquentes, et dont la maladie évolue de façon imprévue malgré les traitements instaurés, en rapport avec le diagnostic
- Patient ayant été hospitalisé, pour accélérer sa convalescence et son adaptation à son état postopératoire
- Patient ayant un anus artificiel
- Patient âgé (retraité)
- Patient dont le travail ou les possibilités professionnelles sont perturbés par la maladie

Groupes de réflexion et d'entraide

De nombreuses associations se sont créées ces dernières années, ainsi que des groupes de réflexion et d'entraide, fondés initialement sur l'initiative de quelques personnes. Leur rôle peut être particulièrement important, surtout lorsqu'il s'agit de maladies invalidantes ou chroniques. Les groupes d'entraide permettent d'affronter autrement la maladie, hors du cadre strictement thérapeutique, grâce au partage des expériences de chaque participant. La réunion de plusieurs personnes ayant le même parcours permet souvent de lever les hontes et les peurs et de discuter librement de tous les problèmes auxquels le malade est confronté quotidiennement.

Des groupes d'entraide et de réflexion existent dans presque toutes les grandes villes. Les associations pourront vous fournir les adresses correspondantes. S'il n'en existe pas pour les maladies inflammatoires chroniques de l'intestin dans votre ville, pourquoi de pas créer un groupe vous-même ?

Du « je » au « nous » : vous parcourrez ce chemin avec un groupe d'entraide et de réflexion. Vos compagnons d'infortune vous aideront sûrement à mieux vivre avec votre maladie.

CONSEIL :
Si les groupes d'entraide n'existent pas dans votre région, pourquoi ne pas en créer ?

Comment fonder un groupe d'entraide et de réflexion

- **Selon Winfried Kösters, auteur allemand d'un ouvrage consacré aux groupes d'entraide, la formation d'un tel groupe comporte les étapes suivantes :**
- **Je suis concerné**
- **Je veux savoir**
- **Du « je » au « nous »**
- **Ce que nous voulons, objectifs**
- **Trouver des gens concernés**
- **Les rencontrer**
- **Nous voulons créer un groupe d'entraide**
- **Nous voulons lancer des activités**
- **Nous voulons avoir un caractère public**
- **Nous avons besoin d'argent**
- **Nous voulons représenter efficacement nos intérêts**
- **Nous voulons être autocritiques**
- **Nous voulons surmonter ensemble nos difficultés**
- **Nous voulons un avenir**

Pour plus d'efficacité et plus d'harmonie, une bonne collaboration entre le corps médical et les groupes d'entraide est indispensable.

Vivre avec sa maladie

Tout traitement implique de trouver également des stratégies de dépassement de la maladie. Ne vous laissez pas déstabiliser par votre maladie mais essayez, dans la mesure du possible, de vivre en bonne intelligence avec elle. À cet égard, l'aide de vos proches vous sera précieuse.

La rectocolite hémorragique et la maladie de Crohn sont des maladies chroniques dont les complications sont souvent graves et multiples, nécessitant plusieurs interventions chirurgicales. Il est donc conseillé au patient de « s'arranger avec sa maladie », car il devra apprendre à vivre avec les restrictions qu'elle entraîne. Cela demandera une adaptation permanente et parfois douloureuse, nécessitant beaucoup de force de caractère, face à l'impression « d'éternel recommencement ». Une bonne connaissance de la maladie sera donc nécessaire et il ne faudra négliger aucune aide (médecin, autres malades, famille, psychologues...) pour mieux vivre malgré la maladie chronique.

Surmonter sa maladie

En médecine, on considère la maladie comme une situation de stress à laquelle on doit faire face. Le malade adopte alors, avec l'aide du médecin, une stratégie permettant de surmonter cette situation (stratégie de dépassement). Cette stratégie comporte plusieurs étapes : prise de conscience d'une modification de la situation pathologique, identification de cette modification et évaluation des conséquences potentielles, mise en place des réactions appropriées face à ces conséquences.

Le processus de dépassement de la maladie comporte plusieurs étapes et la maladie peut être considérée ou évaluée de différentes façons :

- Un défi ?
- Un ennemi que l'on peut et que l'on doit vaincre, qui est très puissant, voire invincible ?

- Une perte symbolique (valeurs, possibilités, relations) ou réelle (travail, personnes proches, diminution de l'autonomie, invalidité) ?
- Une punition, juste ou injuste ?
- Un avantage ?

La maladie a parfois, paradoxalement, des effets bénéfiques. Elle mène à une réflexion sur le sens et les valeurs essentielles de la vie, qui permet de « relativiser » et de donner un relief à l'existence. La souffrance, morale ou physique, conduit ainsi parfois à une plus grande ouverture d'esprit et à un élan plus important vers les autres.

POSEZ-VOUS LES QUESTIONS SUIVANTES :

Quelle signification donnez-vous personnellement à votre maladie ?

Votre maladie est-elle un « coup du sort » inévitable que vous êtes forcé d'accepter ?

MICI chez l'enfant

Les maladies inflammatoires chroniques de l'intestin apparaissent certes de préférence chez les jeunes adultes, mais elles surviennent aussi dans environ 15 % des cas avant 16 ans et environ 4 % des cas avant l'âge de 10 ans. Elles touchent aussi, mais heureusement exceptionnellement, les nourrissons.

Le diagnostic de MICI est généralement difficile à établir chez l'enfant, car les symptômes sont souvent atypiques à cet âge et

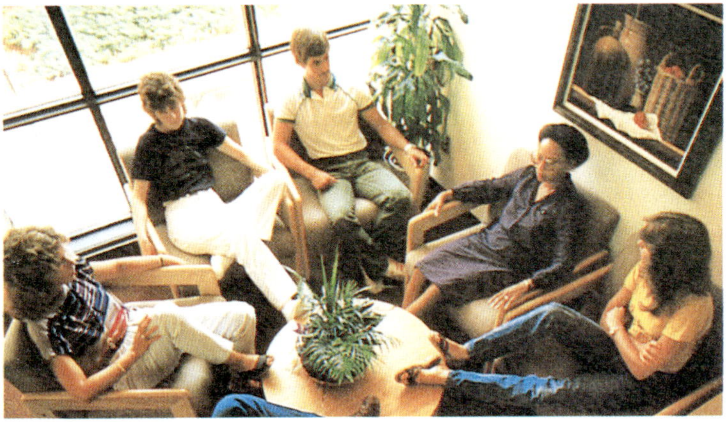

De nombreux patients apprennent à vivre avec leur maladie en discutant avec d'autres malades. Ces discussions leur donnent un regain de courage et une nouvelle joie de vivre.

qu'en outre, les enfants ont parfois du mal à expliquer leurs malaises. Enfin, même dans les cas où les symptômes sont typiques, le médecin aura d'abord tendance à évoquer d'autres maladies abdominales avant de penser au diagnostic de maladie inflammatoire chronique de l'intestin. En moyenne, il faut compter de six mois à deux ans de délai entre l'apparition des premiers symptômes et le bon diagnostic.

Problèmes de croissance

Les maladies inflammatoires chroniques de l'intestin peuvent rapidement provoquer des difficultés scolaires chez l'enfant. Adressez-vous aux associations ou aux groupes de réflexion et d'entraide : vous y trouverez certainement d'autres enfants ou parents dans votre cas, qui pourront vous aider.

Le problème principal des maladies inflammatoires chroniques de l'intestin chez l'enfant est le risque de troubles de la croissance et du développement. Pendant les poussées inflammatoires, il se produit rapidement une perte de poids et un arrêt de croissance, pour plusieurs raisons : les enfants mangent insuffisamment par manque d'appétit et les nutriments ingérés sont mal absorbés, ce qui entraîne des carences. Enfin, à l'extrême, le développement de l'enfant est perturbé, avec parfois même un retard pubertaire.

La maladie, les séjours à l'hôpital, les traitements et la fatigue engendrée peuvent également avoir des répercussions sur la scolarité de l'enfant, qui risquent d'avoir des conséquences psychologiques et sociales néfastes si on n'y prend garde. Le rôle des parents est, à cet égard, fondamental, puisqu'ils devront à la fois être vigilants et attentifs, sans pour autant être surprotecteurs et angoissés.

Il est donc primordial que les parents d'enfants atteints de maladies inflammatoires chroniques de l'intestin se fassent conseiller et suivent une formation psychologique et socio-pédagogique. Le pédiatre, de préférence spécialisé dans les maladies inflammatoires chroniques de l'intestin, mettra les parents concernés en rapport avec un psychologue spécialisé ou un pédopsychiatre, voire un service d'aide spécialisée.

MICI chez l'adolescent

Les adolescents peuvent également être confrontés à des problèmes scolaires. Viennent s'y ajouter les problèmes d'orientation professionnelle. En effet, la carrière professionnelle doit souvent être adaptée à la situation. La décision sera prise en collaboration avec les parents, le médecin, le psychologue et le conseiller d'éducation, en fonction des goûts et des aptitudes de l'adolescent, mais également des répercussions actuelles et potentielles de la maladie.

L'adolescence est un âge délicat, période de transformations physiques et psychologiques. Être frappé d'une maladie inflammatoire chronique de l'intestin à cet âge transitionnel est souvent particulièrement mal vécu, d'une part pour des raisons liées à la maladie elle-même, et d'autre part en raison des mesures thérapeutiques qu'elle impose. Ici encore, la collaboration des parents, du médecin et du psychologue est souvent indispensable.

Les adolescents finissent également par modifier leurs habitudes alimentaires et renoncent aux frites, hamburgers et Coca-Cola. Toutefois, les restrictions diététiques ne sont pas obligatoirement sévères. La démarche diététique devra être bien expliquée, parfois avec l'aide d'une diététicienne, en rappelant qu'il est bon d'éviter certains aliments : boissons et aliments acides, boissons gazeuses ou trop sucrées, graisses cuites, fibres alimentaires, épices. Chaque cas doit être traité de façon spécifique : ce qui est bien supporté par l'un ne l'est pas obligatoirement par l'autre. Il n'existe pas UN régime, mais DES régimes, propres à chaque situation.

Le traitement par les corticoïdes, nécessaire dans environ un cas sur cinq, pose un problème particulier à l'adolescence, car il favorise la recrudescence de l'acné pubertaire, en particulier chez les garçons. Ce problème ne devra pas être négligé, pour ne pas être à l'origine de perturbations psychologiques supplémen-

Le régime alimentaire ne doit pas être trop sévère ! Après un certain temps, les adolescents renoncent d'eux-mêmes aux frites, hamburgers et Coca-Cola.

taires. Les groupes d'entraide et de réflexion peuvent s'avérer particulièrement utiles dans ce cas, car les adolescents ont tendance à mieux accepter l'expérience et les conseils d'autres adolescents malades et plus expérimentés.

MICI et sexualité

Les maladies inflammatoires chroniques de l'intestin n'ont pas de réel retentissement sur la vie privée et familiale, si elles sont bien contrôlées par le traitement. Toutefois, des problèmes peuvent apparaître au moment des poussées inflammatoires

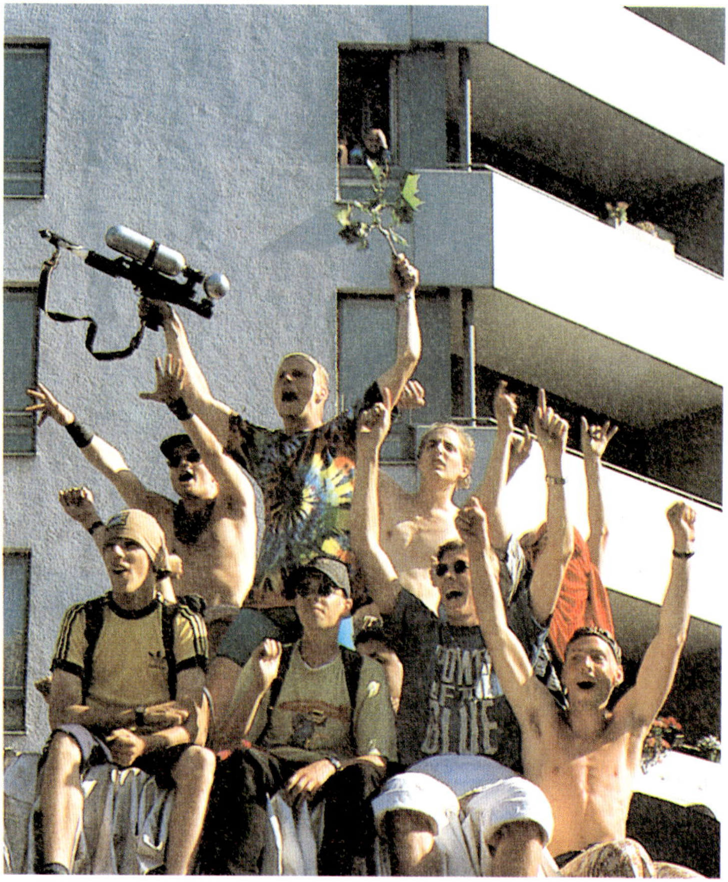

Les maladies inflammatoires chroniques de l'intestin sont particulièrement mal ressenties pendant la puberté. La recrudescence de l'acné due au traitement par corticoïdes n'a pas un caractère spécial de gravité mais peut être une source de complexes pour l'adolescent.

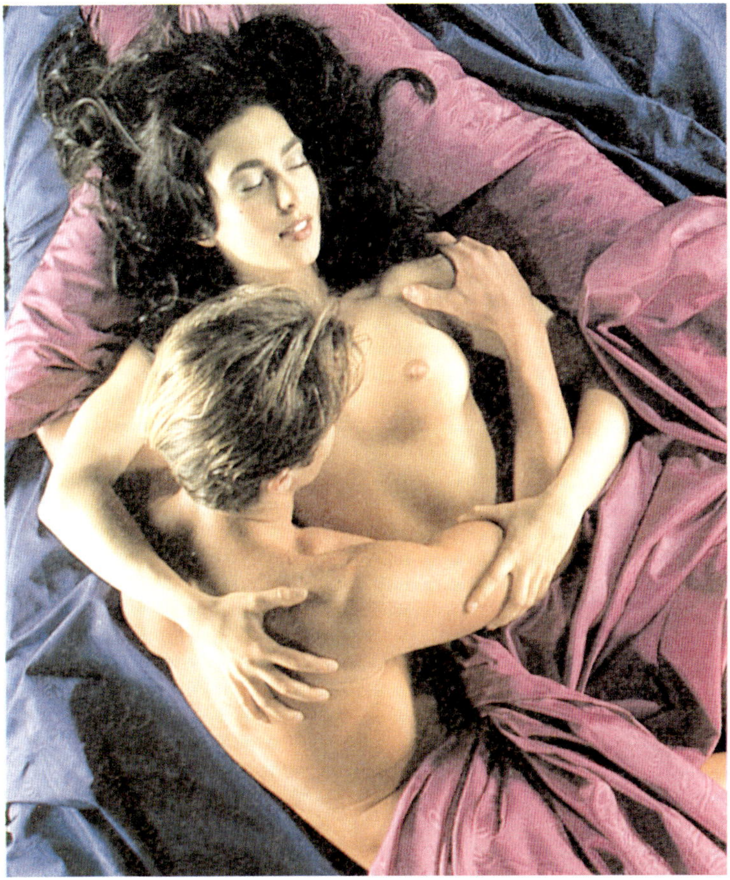

Les maladies inflammatoires chroniques de l'intestin ne sont pas incompatibles avec une sexualité épanouie. Seules les poussées inflammatoires seront parfois un frein au désir sexuel, surtout si elles sont très douloureuses.

aiguës, comme dans toute autre maladie grave. Les répercussions physiques et psychologiques de la maladie dans ces moments-là peuvent alors diminuer le désir sexuel. Dans le couple, le conjoint doit pouvoir se montrer compréhensif à cet égard.

Les poussées inflammatoires peuvent également provoquer des irrégularités menstruelles chez la femme, ce qui perturbe les méthodes naturelles de contraception. Les contraceptifs oraux (« pilule ») ont longtemps été soupçonnés de favoriser les mala-

Les contraceptifs oraux (« pilule ») ont longtemps été soupçonnés de favoriser les maladies inflammatoires chroniques de l'intestin, mais cela n'a pas été totalement confirmé.

dies inflammatoires chroniques de l'intestin, mais cela n'a pas été totalement confirmé. Enfin, dans le cas de la maladie de Crohn, la présence de fistules périrectales peut être à l'origine d'importantes limitations des rapports sexuels. Ce problème devra être résolu rapidement avec l'aide du médecin, du gynécologue et d'un chirurgien.

Chez les hommes, l'administration de sulfazalazine est parfois à l'origine de perturbations de la production de spermatozoïdes. Cet effet indésirable peut être évité grâce à la mésalazine.

MICI et grossesse

L'âge auquel se manifestent la majorité des maladies inflammatoires chroniques de l'intestin correspond exactement à l'âge de la procréation chez la femme. La maladie et le désir d'enfant

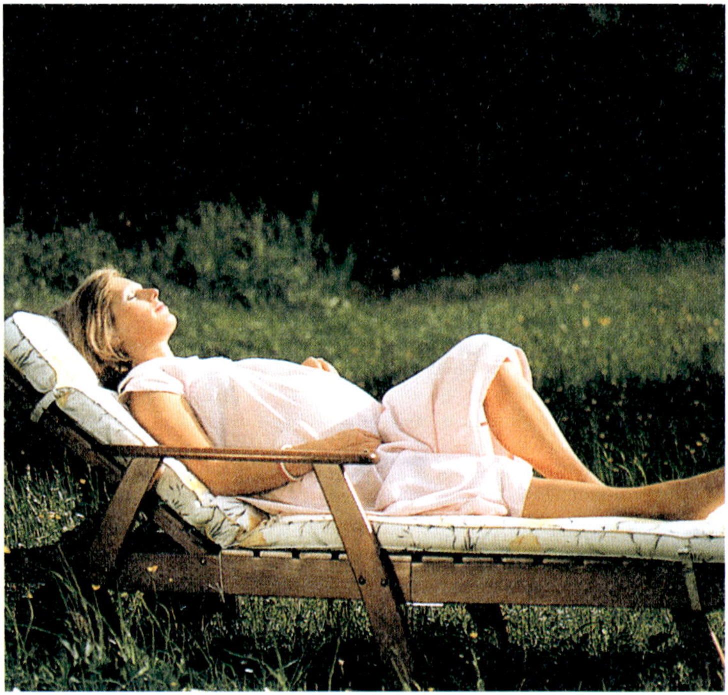

Les maladies inflammatoires chroniques de l'intestin ne constituent pas une contre-indication à la grossesse, à partir du moment où les poussées inflammatoires sont bien maîtrisées par le traitement médicamenteux. Cependant, discutez-en avec votre médecin et votre gynécologue.

apparaissent ainsi de façon simultanée. D'après les connaissances actuelles, les MICI et la grossesse n'exercent pas d'influences défavorables réciproques : la maladie elle-même n'a pas d'action sur la fécondité et le déroulement de la grossesse, et inversement, la grossesse n'a pas de conséquences néfastes sur l'évolution de l'inflammation. Aussi les médecins estiment-ils que les maladies inflammatoires chroniques de l'intestin ne constituent pas une contre-indication à la grossesse.

Pendant la grossesse, seules les complications graves des maladies inflammatoires chroniques de l'intestin constituent un danger pour la mère et l'enfant. Un avis médical sera alors indispensable.

En revanche, les complications graves des maladies inflammatoires chroniques de l'intestin constituent un danger pour la mère et l'enfant. La grossesse ne devra donc être envisagée que si la maladie est relativement bien maîtrisée par le traitement médicamenteux et devra commencer pendant une phase de rémission. Comme dans toute grossesse, certains médicaments seront déconseillés.

Médicaments

En cas de poussée inflammatoire aiguë pendant la grossesse, le traitement par les anti-inflammatoires (sulfazalazine, mésalazine, ou corticoïdes) reste possible. Une interruption de grossesse ne s'avérera nécessaire que dans les cas exceptionnels. D'autres médicaments peuvent également être utilisés. Dans tous les cas, le suivi de la grossesse devra être rigoureux, régulier, et assuré à la fois par le médecin traitant la maladie inflammatoire chronique de l'intestin et le gynécologue.

MICI et cancer

Chez les personnes atteintes de rectocolite hémorragique, le risque de cancer de l'intestin est plus élevé que dans la population générale. Ce risque est déterminé par l'extension de l'inflammation, le moment de sa première apparition, la durée de son évolution et son intensité.

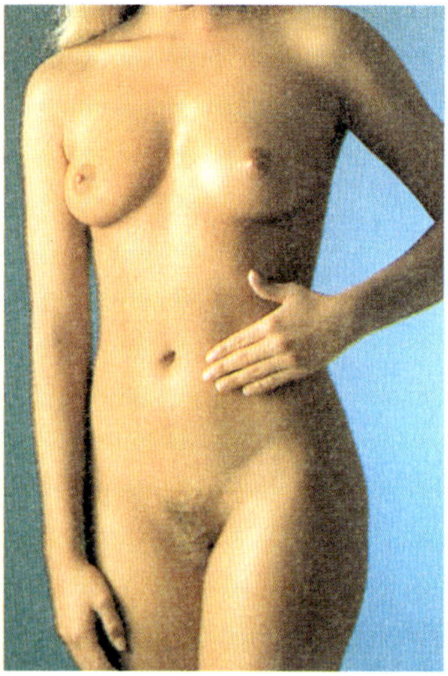

Ne craignez plus d'être touché par le cancer ! Le risque de cancer n'est pas plus élevé dans la maladie de Crohn que dans la population moyenne. Néanmoins, n'hésitez pas à vous faire examiner régulièrement pour plus de sûreté.

Le risque de cancer est plus élevé dans les colites subtotales ou totales. Le cancer est exceptionnel au cours des dix premières années d'évolution de la maladie inflammatoire, mais, après vingt ans, il frappe 5 à 12 % des patients atteints de colite étendue. Le diagnostic est difficile, car les symptômes cliniques et radiographiques se confondent souvent avec ceux de la rectocolite hémorragique.

Dans les formes étendues, évoluant depuis plus de dix ans, on a donc instauré un programme de surveillance régulière, consistant à effectuer une coloscopie totale tous les ans, avec prélèvement de fragments tissulaires à examiner au microscope. Si l'examen microscopique révèle des signes de dégénérescence maligne du tissu (cancérisation), on procédera rapidement à une intervention chirurgicale pour éliminer le segment concerné de l'intestin. Par conséquent, s'ils sont effectués régulièrement de cette façon, les contrôles coloscopiques offrent une protection sûre contre le cancer de l'intestin.

Le risque de cancer n'est, en revanche, pas plus élevé chez les personnes atteintes de maladie de Crohn que dans la population générale. Le programme de surveillance n'est donc pas aussi contraignant que dans la rectocolite hémorragique. Les contrôles endoscopiques ne seront envisagés qu'en cas de colite de Crohn rebelle au traitement et évolutive depuis longtemps.

Occlusion intestinale et anus artificiel

L'ablation ou la résection du côlon n'est que rarement nécessaire dans la rectocolite hémorragique. Dans tous les cas, le chirurgien essaiera d'éviter de créer un anus artificiel définitif. Malheureusement, cela n'est pas toujours possible. Si cette perspective est désagréable, les améliorations techniques de ces dernières années permettent aujourd'hui de vivre presque normalement avec un anus artificiel. Les femmes peuvent même porter un maillot de bain en été ! En outre, globalement, les désagréments de l'anus artificiel représentent une gêne souvent moindre que les diarrhées qui ont précédé l'intervention chirurgicale : en effet, le malade n'a plus à craindre les souillures du linge et les mauvaises odeurs. Enfin, la présence d'un anus artificiel n'est pas incompatible avec une activité sexuelle normale.

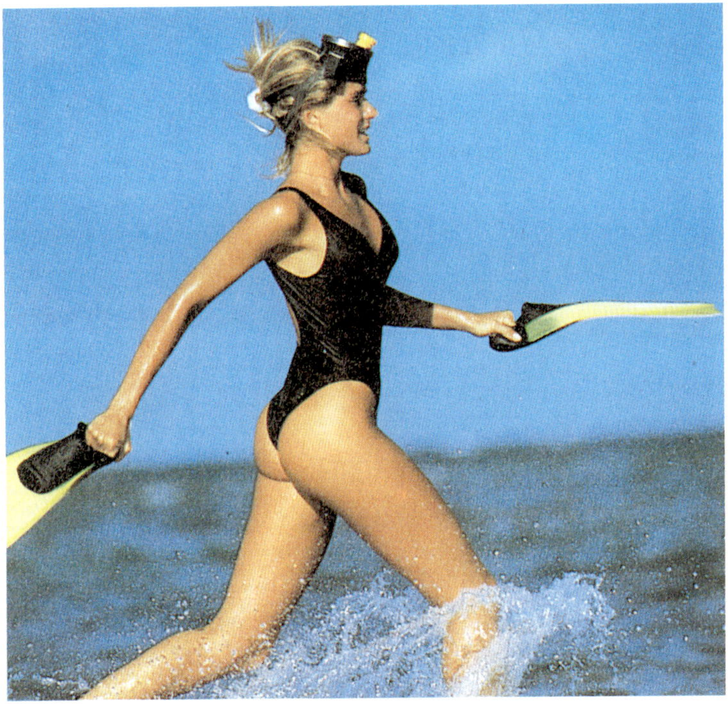

On peut se mettre en maillot de bain, même avec un anus artificiel, qui n'est pas, non plus, un handicap pour le sport ou la sexualité. Soyez aussi courageux et insouciant que cette jeune femme en bonne santé.

Glossaire

Abcès
Suppuration localisée (poche de pus) dans les tissus

Albumine
Protéine du sang

Alimentation Entérale Continue (alimentation par sonde)
Forme particulière d'alimentation artificielle

Anémie
Diminution du nombre de globules rouges dans le sang

Anticorps
Immunoglobuline spécifique dont la synthèse est déclenchée par le système immunitaire de l'organisme

Antigène
Substance externe qui provoque la synthèse, par le système immunitaire de l'organisme, d'anticorps spécifiques

Anus
Orifice terminal du tube digestif

Appendice
Prolongement en doigt de gant du caecum

Appendicite
Inflammation de l'appendice

Caecum
Première partie du côlon, en forme de cul-de-sac, dans lequel s'abouche l'iléon et auquel se rattache l'appendice

Côlon
Gros intestin, comprenant le côlon droit ou ascendant, le côlon transverse, qui va de droite à gauche, le côlon gauche et le sigmoïde ou côlon descendant

Côlon irritable (colopathie fonctionnelle)
Troubles de la sécrétion et de la motilité du côlon, non associés à des lésions morphologiques

Coloscopie
Examen direct du côlon et de l'iléon terminal à l'aide d'un fibroscope

Diarrhée
Évacuation trop fréquente de selles très molles ou liquides

Échographie
Méthode d'exploration utilisant les échos renvoyés par un organe après émission d'ultrasons

Endoscopie
Examen permettant d'explorer l'intérieur d'une cavité du corps ou d'un organe creux (par exemple estomac, côlon)

Gastroscopie
Examen direct de l'estomac par endoscopie

Hormone
Substance produite dans un organe et transportée par la circulation sanguine jusqu'à un autre organe pour lui transmettre des informations

Iléite
Inflammation de l'iléon

Iléon
Dernière partie de l'intestin grêle, qui s'abouche dans le côlon

Iléus
Occlusion intestinale par obstruction de la lumière intestinale, par exemple en cas d'obstruction ou de paralysie de l'intestin

Immunosuppresseurs
Médicaments qui freinent les mécanismes de défense de l'organisme

Incontinence
Absence de contrôle des sphincters qui retiennent l'urine ou les selles

Jéjunum
Deuxième partie de l'intestin grêle

Motilité
Mouvements de l'intestin, aussi activité intestinale

Perforation
Plaie de l'estomac ou de l'intestin, par exemple, dont le contenu s'épanche alors dans les tissus avoisinants

Périanal
À proximité immédiate de l'anus

Périrectal
À proximité immédiate du rectum

Péritonite
Inflammation du péritoine (membrane recouvrant les organes contenus dans la cavité abdominale), qui peut se produire, par exemple, en cas de perforation intestinale dans la maladie de Crohn

Polype
Tumeur de la muqueuse, parfois source d'hémorragies

Poussée inflammatoire
Phase active des maladies inflammatoires chroniques de l'intestin, apparaissant en alternance avec des périodes de rémission

Proctite
Inflammation du rectum, rectocolite hémorragique limitée au rectum

Rectum
Partie terminale du gros intestin, avant l'anus

Rémission
Affaiblissement des symptômes d'une maladie soit aiguë, soit chronique, phase inactive des maladies inflammatoires chroniques de l'intestin

Résection
Ablation chirurgicale d'une portion de l'intestin avec abouchement des deux segments restants

Sigmoïde
Dernier segment du côlon (côlon ascendant)

Sténose
Rétrécissement. Dans le cas de l'intestin, par exemple, la sténose peut provoquer une occlusion intestinale

Substitution/Supplémentation
Traitements consistant à apporter des substances déficitaires dans l'organisme, pour compenser les carences (par exemple fer, vitamines...)

© Südwest Verlag GmbH & CoKG, Munich

Tous droits réservés

Révision : Jörg Theilacker/ Dr Eberhard Wormer
Conseils médicaux : Dr Christiane Lentz
Chef de la rédaction : Josef K. Pöllath
Iconographie : Gabriele Duschl
Fabrication : Manfred Metzger
Maquette : Christine Paxmann, Munich

Titre original : *Hilfe für den rebellierenden Darm*

Édition du Club France Loisirs avec l'autorisation des Éditions Südwest

© France Loisirs, 1997

Traduction : Anne Rambosson
Rewriting : Elisabeth Rerat
Secrétaire d'édition : Catherine Pelché

ISBN : 2.7441.0766.2
N° Editeur : 29027
Dépôt légal : septembre 1997

Les auteurs

Le professeur Dieter Seefeldt est médecin chef de la clinique Heinrich Heine à Neufahrland près de Berlin. Représentant déterminé du diagnostic et de la thérapie globaux, c'est-à-dire visant de la même façon le corps et l'esprit, il a une grande expérience et des succès impressionnants dans le traitement et la réhabilitation des maladies organiques et psychosomatiques.
Le docteur Frank Jopke dirige le service de gastroentérologie d'un hôpital à Postdam. Il a une solide expérience dans le traitement de patients atteints de maladies inflammatoires de l'intestin.

Avertissement

Bien que cet ouvrage ait fait l'objet d'une attention toute particulière lors de sa rédaction, il n'est accompagné d'aucune garantie. Ni les auteurs, ni la maison d'édition ne pourront être tenus responsables d'éventuels effets secondaires ou préjudices qui pourraient résulter des conseils pratiques présentés ici.

Crédits photographiques

Beiersdorf AG : 22 ; Das Fotoarchiv : 5 (Andreas Riedmiller), 17 (Wolfgang Eichler), 84 (Markus Matzel) ; IFA-Bilderteam : 11 (Fischer-Wohlert), 20 (Weststock), 56 (Diaf), 60 (Navicet), 90 (Comnet) ; Ulrich Kerth : U1, 29, 55 ; Mauritius : 24 (Phototake), 43 (Lehn), 46 (Rosenfeld), 57 (Hubatka), 85 (Kupka), 86 (Cash) ; Alfred Pasieka : 8 ; bildarchiv preussischer kulturbesitz : 7 ; Dr Lothar Reinbacher : 41 ; Tony Stone : 1, 89 (Andre Perlstein), 21, 34, 72, 73, 76 (Bruce Ayres), 25 (George Kamper), 53, 77 (Peter Correz), 63, 74 (Charles Thatcher), 65 (Zigy Kaluzny) 67 (Chris Harvey), 81 (Ken Whitmore) U4 (Dan Bosler)

Index

Achevé d'imprimer
en août 1997
sur les presses de Publiphotoffset
93500 Pantin